謹以本書
獻給我在天國親愛的父母
摯愛的妻子和寶貝家人

好孕中醫師
張若偉——著

女神才知道的
子宮逆齡術

張若偉醫師教妳：快快瘦、月經順、養美肌、超好孕！

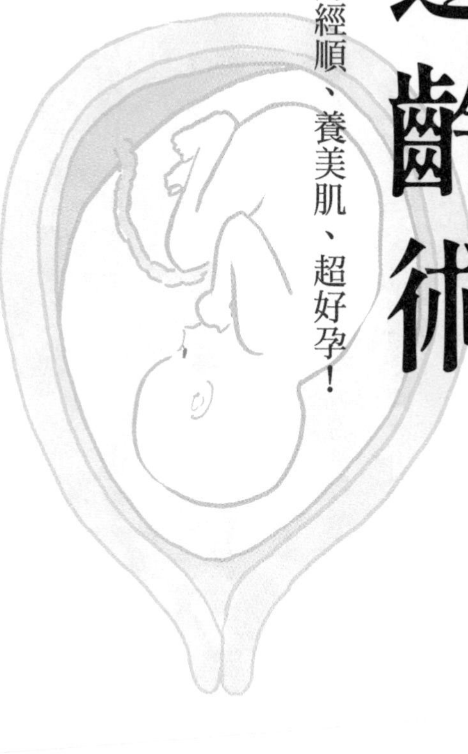

推薦序：不孕症患者的實用好書

子宮，在中醫學稱為「胞宮」，又稱「女子胞」，奇恆之腑之一，為女性發生月經和孕育胎兒的器官。以中醫角度來說，女性屬陰，陰性體質比較容易受到寒邪、濕邪的侵犯，而子宮位置位於小腹正中，溫度普遍較低；再加上現代女性常因工作壓力、睡眠不足、熬夜追劇及攝取了過多的精緻食物，而導致身材走樣、皮膚老化、子宮內膜異位症、月經失調、多囊性卵巢症候群、卵巢衰竭等文明病，嚴重時甚至導致不孕。

由於晚婚的趨勢，加上現代人的生活壓力大，即使結了婚也希望經濟穩定後才計畫生小孩，因此也過了「適齡生育」，成了所謂的高齡產婦。不孕症，可說是現代社會的文明病，名中醫師張若偉臨床經驗豐富，通曉中醫各科，尤長於治療婦科疾病，對於不孕不育、生殖、纖體、美容及過敏方面調理學有專精。

張醫師以多年來看診經驗，如何調理內分泌失調、不孕症、減重、月經失調等常見的婦科疾病，將這些病患打造成屬於自己的體質，造福了許多不孕症患者，成功的讓這些想要懷孕又不能懷孕的患者們，成功生下健康寶寶。

本書章節中，張醫師提到了女神不告訴妳的五個祕密：女神的瘦身之術、美肌之術、子宮保養之術、如何養出好孕體質等內容，讓我們瞭解月經與卵巢、子宮的親密關係，以及學習如何好好照顧這個女性的戰友。

張若偉醫師分享了多年看診經驗，孕育了這本書，讓女性朋友們能一起達到養生與保健之道。這是一本非常實用的好書，誠摯推薦給大家一起閱讀。

臺北市中醫師公會名譽理事長　陳潮宗醫師

推薦序：大醫的胸懷

張若偉醫師是中醫婦科名醫，尤以治療不孕症更為病患所稱道，有「送子觀音」的讚譽。本書以淺顯易懂，幽默風趣的筆調，使艱澀難懂的中西醫學知識化繁為簡，將女性婦科常見的月經、白帶、懷孕、胎前產後的疾病，透過正確的作息、飲食、保養，達到健康美麗的境界，也告訴大家如何利用中醫藥治療已發生的婦科疾病及不孕症。

唐代藥王孫思邈在《備急千金要方》中的「大醫精誠」篇談到為醫者的涵養：「發大慈惻隱之心，誓願普救含靈之苦。」張醫師以此之心出版這本書，讓更多的女性同胞有正確的防病、治病觀念，是大醫的胸懷。

中醫婦科學本有悠久的歷史，是中華民族的瑰寶，長久以來一直照顧著婦女的健康。兩千多年前春秋戰國成書的《黃帝內經》，已有婦產科生理、病理、治法的文獻記載，往後歷朝歷代更是婦科名醫輩出，如《備急千金藥方》把婦產科列為首卷，收錄藥方五百四十餘首；宋代陳自明的著作《婦人良方大全》更成為臺灣考試院中醫師考試用書之一；明代張景岳著作《景岳全書・婦人規》敘述：「治婦科疾病，首重調經，調經之要，貴在補脾胃以資血之源。」；清代傅青主著《傅青主女科》談到婦科病機：「重在腎、肝、脾、氣血、及衝、任、督、帶功能失常。」；民國時期張錫純匯通中西，在其著作《醫學衷中參西錄》有婦科中西醫理論闡述及印證。這些古典文獻及治療理論，到現在仍然可作為婦科治療的臨床指導之用，並足以讓大家窺見，中醫婦科的淵源是源遠流長而且厚實的。

本書內容深入淺出，又不失實證醫學之檢驗，可知張醫師中西醫學基礎極其深厚才能完成此書，本書的出版應可幫助更多婦女同胞身體健康。

臺灣中醫皮膚科醫學會名譽理事長　黃碧松醫師

推薦序：為我中醫再添一筆絕妙好書

若偉是少數幾位離開中醫辨證研究社社團後，仍然與我有密切聯絡的學生，可見若偉乃是有情有義的醫師，不會因離開社團便轉眼不認人。

若偉在學習中醫內科時，表現出驚人的學習與理解能力，並且時時能創新出許多觀點與我討論，讓我亦能跟著進步。果然，他當醫師後不但對患者細心問診，詳加問查，並且療效極佳，贏得許多好評。

知道若偉要出書，在欣然之餘，並且拜讀再三之後，很訝異若偉的獨特創見及對中西醫整合之透徹，真是「青出於藍更勝於藍」。本書文筆流暢，深入淺出，條理清晰，並用許多明白淺顯的文字，讓許多中醫的門外漢亦能心領神會，對推廣中醫有一定的貢獻，使民眾能夠更進一步的親近中醫。

若偉行醫從婦科、醫美切入，從針灸、埋線、中藥三者合一的治療，經過數年的臨床實踐，在不孕、減肥、調經、抗衰老等領域取得相當程度的療效，成功的案例不勝枚舉，書中僅是部分記載而已。

尤其用很現代及吸引人的文字，使讀者能輕易的心領神會，並能從中得到中醫對人體養身的精隨，一步一腳印的踏實耕耘，體現在若偉無微不至的文字裡，希望若偉能再接再勵，為我中醫再添一筆絕妙的好書。

神豐中醫診所院長　陳貴發醫師

目次

第2章　女神瘦身術，美麗又持久

第3章　女神美肌術，歲月無痕跡

第4章 女神子宮保養術，婦科疾病不上門

第7章　治療不孕症的常用方劑

第1章

女神不告訴妳的五個祕密

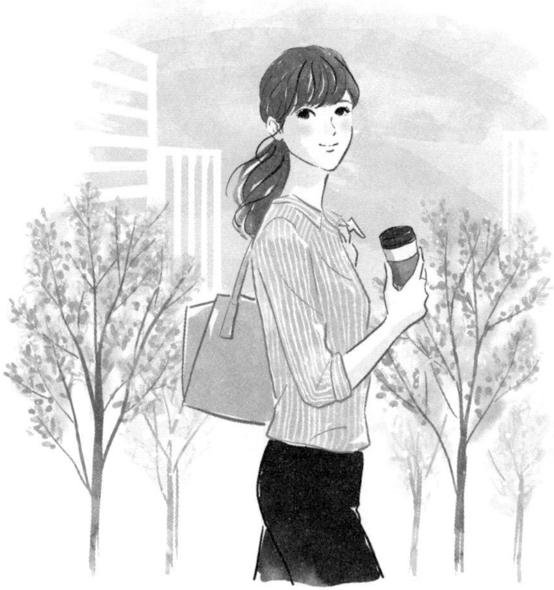

年輕貌美、身材苗條的「女神」是許多姊妹們的偶像，也是大家追求的目標。很多知名的名模和明星，無論出道幾年、年紀多大，似乎永遠不會老，歲月不但沒有在她們臉上、身上留下痕跡，甚至越來越漂亮，就連生出的小孩好像都特別可愛！

女神的祕密到底是什麼呢？除了天生麗質之外，後天的保養更是功不可沒，但是不一定要花大錢買保養品才能做到。這一章，就讓長期替女性患者調理的張若偉醫師，一一破解女神美麗的祕密，讓每個姊妹都有機會華麗轉身，變成人人稱羨的女神！

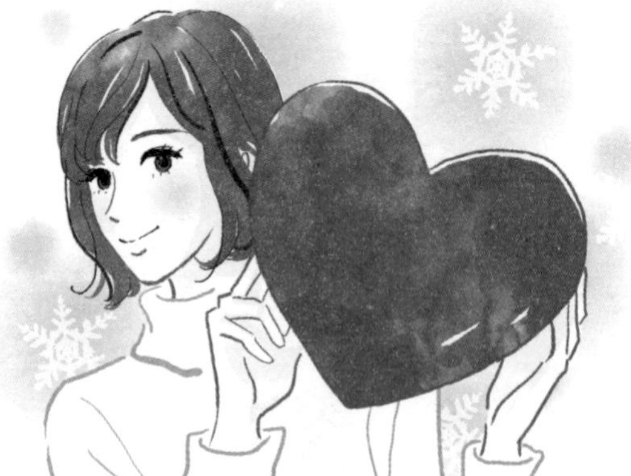

一　女神的美貌來自阿嬤的生活

十二點以前睡覺，子宮、皮膚都年輕

我是張醫師，因為看診的關係，接觸了很多都會區的男女，我發現現代人身體變差的最大的原因，不外乎就是睡眠不足、壓力太大，還有吃太多「人工食品」，這三點就是姊妹們身材走樣、皮膚老化、婦科功能失調，甚至不孕的關鍵。

所以我要說：「想要逆轉情勢，就從『過阿嬤的生活』開始吧！」

讓我們回想一下六、七十年前的臺灣，也就是阿公、阿嬤的年代，那時候他們的生活非常單純，每天都過著「白天幹活、晚上睡覺」的日子，八、九點就熄燈上床，根本不會熬夜，壓力也沒有現代人這麼大。

雖然當年的物資不如現在充足，卻也沒有各種科技產品的打擾。我常開玩笑地說：「現在每出一代新的 iPhone，我看婦科和不孕症的問題就又難上一倍！」

在阿嬤的年代，月經失調、子宮疾病和不孕症比例，都比現在低很多，老一輩的生活作息正常。那時沒有智慧型手機，沒有「臉書」（Facebook）之類的社群網站，也沒有「LINE」之類的通訊軟體，人們不會一天到晚被手機控制，睡前也不會看完影片才肯睡。

現代人則生活在一座不夜城裡，夜間娛樂很多，不少姊妹下班回家後，喜歡滑手機購物、線上聊天和追劇。以前的連續劇一天只播一集，但現在網路發達，一次連看五集都不是問題，熬夜晚睡的情況更普遍。

長期熬夜、睡眠不足，容易形成中醫的氣虛、陰虛體質，甚至導致白帶異常、卵巢早衰，提升不孕症的機率。所以，最好可以在十點、十一點就寢，如果真的不行，十二點前也一定要去睡美容覺，這樣才能養出水潤、年輕的好膚質。

對於有「做人」需求的夫妻，我還會特別叮嚀他們：「**十二點以前睡覺會出人命，十二點以後才睡會要人命！**」

想想看阿公、阿嬤的年代，晚上只能早早睡覺，唯一的娛樂就是生孩子。雖然當時民風保守，阿公、阿嬤不會說甜言蜜語，上床以後卻能很自然的在一起，也因為身體機能好，一年生一個都不稀奇！

反觀現代人，常常熬夜，錯過**人體每天晚上十點到凌晨二點的黃**

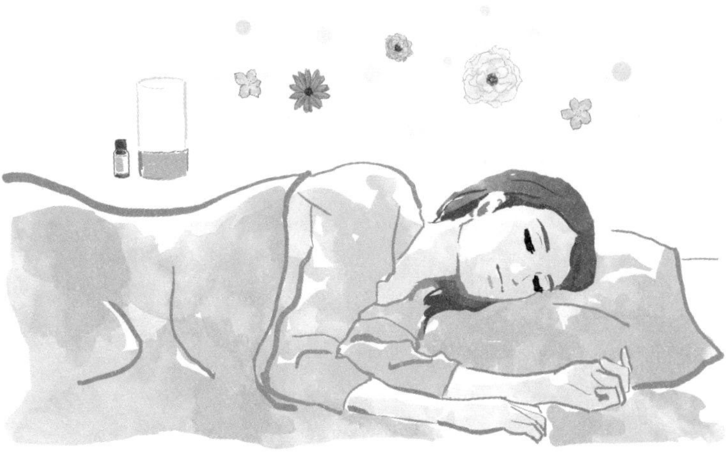

金修復期，身體長期被消耗，急速老化之下，就比較難懷孕。而且，每天半夜才開始做功課，老公肯定也會累到要人命了！

不被社群內容綁架，輕鬆少壓力

阿嬤的年代沒有臉書和 Instagram，乍聽之下好像有點無聊，其實反而少了很多壓力。

我從看診經驗中發現，很多姊妹都很在意他人的眼光，而且喜歡跟別人比較。每天瀏覽社群網站，三不五時看到網美、部落客在曬恩愛、曬名牌、曬小孩，或是又在哪個國外小島度假、打卡。

相較於生活一成不變，或是肚皮一直沒有動靜的自己，不平衡的心理難免會焦慮、嫉妒，甚至開始怨天尤人、自怨自艾。太大的心理壓力，反

而讓美麗指數、好孕指數都一落千丈！

另外，以前電視只有老三臺的時候，沒有唇槍舌戰的政論節目、語不驚人死不休的名嘴，也比較缺少腥羶色的八卦報導，那時候人們的心理狀態很安定。

現在的媒體內容比較刺激，負面消息也很多，常讓人心生恐懼、憤怒、悲傷，**長期處在這些負面情緒中，容易形成「氣滯」的體質**，對於婦科功能都有不良影響。

所以，我建議姊妹們，**社群網站的使用應該適可而止，不要沉溺在虛擬的網路世界中**，因為大家都只會展現美好的一面，沒必要因此影響心情、自尋煩惱。另外，就是要避免看太多負面新聞，保持情緒的穩定，讓生活過得輕鬆自在。別忘了，心情好、氣色好，孕氣也才會好喔！

二　女神只吃食物，不吃食品

首選天然食物，拒絕加工食品

這幾年，食安問題很嚴重，一不小心就會把塑化劑、致癌物、反式脂肪這一類成分吃下肚。另外，含有大量香料、色素、防腐劑等人工添加物的食品，以及不當養殖的肉類、海鮮類，也都充斥在我們周遭。

如果長期攝取這些飲食，就會增加體內代謝廢物，引起皮膚老化、粗糙，也因為荷爾蒙的正常運作受到影響，導致內分泌失調，造成月經紊亂、子宮疾病風險提升，甚至大大影響懷孕的機會。

雖然有時候，就算我們願意多花一點錢，也不見得能買到安全無虞的食物。但大家還是可以把握一個簡單的原則，就是盡量多吃「原形的天然

食物」，而不吃加工後的人工食品。比如，吃馬鈴薯而不吃炸薯條和洋芋片、吃牛肉而不吃牛肉乾，以新鮮、天然、不過度烹調為主。

除此之外，還要**多吃綠色葉菜類**，像是菠菜、地瓜葉、高麗菜等等，尤其葉子的部分含有豐富的能量和葉綠素，可以活化大腦、對抗老化、維持婦科功能等，對姊妹的健康有很多好處。

臺灣盛產各類蔬果，但一般人都吃太多肉類和精緻澱粉，蔬菜、水果反而吃的很少，這樣真的是暴殄天物，非常可惜。

蛋白質的部分，建議以優質蛋白質為主，像是雞蛋、豆類、雞肉、魚肉、牛肉等，還要補充人體不可或缺的優質好油「Omega-3 脂肪酸」，可以從鯖魚、鮭魚、核桃等食物中獲得。

另外，姊妹們應該少吃消夜、甜食、燒烤、油炸、高脂肪、刺激性、含過量咖啡因的飲食，菸酒、生冷食物也要特別忌諱，像是冷飲、瓜類、筍類、菇類、白菜、空心菜、白蘿蔔等。

　　乳製品的部分，包含牛奶、起司、優格等也要避免過量攝取，因為中醫認為乳製品不易消化，容易在體內形成「痰濕」，部分產品也可能含有反式脂肪的疑慮，所以建議少吃一些。

　　只要按照以上的吃法，天然又健康，不但能調整體質，身材和皮膚也會跟著變好喔！

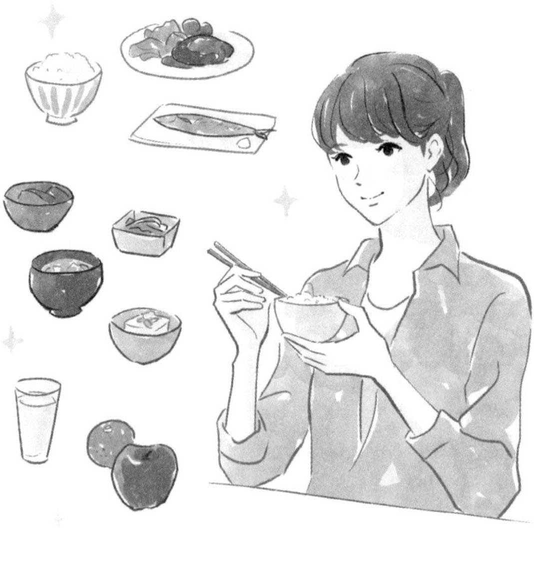

糖是百病之源，也是衰老催化劑

女孩子普遍都愛吃甜食，加上臺灣的手搖飲店家林立，含糖飲料可說是唾手可得。有些姊妹因為工作忙碌，甚至會以珍珠奶茶之類的飲料取代正餐，不但喝不到什麼營養，還會攝取過量糖分。

過多糖分造成身材走樣，而肥胖又是糖尿病、心臟病、癌症等各種慢性疾病的風險因子，所以如果說，**糖分會為健康埋下未爆彈**，一點兒也不為過。

另外，常吃甜食、喝含糖飲料會使得血糖忽高忽低，容易飢餓、情緒不穩定，甚至會造成糖類上癮，更加依賴糖分。

長期維持高血糖，體內容易產生糖化反應，造成皮膚老化、失去彈性，悄悄冒出皺紋，簡直就是衰老的催化劑！看到這裡，姊妹們是不是覺得很可怕呢？

而且，**過量的糖分使得身體處於慢性發炎的環境**，有利病菌滋生，容易引起私密處感染，導致白帶異常、陰道炎，對姊妹們來說也是一大困擾。

建議大家，想喝飲料的時候，可以用無糖豆漿、花草茶、現榨的原味蔬果汁取代含糖飲料。想吃餅乾、蛋糕的時候，不妨改吃水果乾、堅果、蒟蒻等小點心。既能解解嘴饞，又能補充維生素和礦物質，不讓糖分壞了原本美麗的身材和肌膚喔！

三　女神正向思考，天天好心情

腹式呼吸：忙裡偷閒的小放鬆

現代人壓力都很大，我自己平時看診忙碌，休閒時間也不多，但總是會抓住空檔，利用「腹式呼吸」放鬆身心，我的口訣是「提肛閉氣，口呼鼻吸，深吸慢呼」。每天次數不限，效果很好，姊妹們不妨試試看：

首先，提肛、閉氣，將雙手放在肚子上，感受鼻子深深吸氣時，腹部凸出來的感覺。接著，嘴巴慢慢的吐氣，雙手輕輕的按壓腹部，感受肚子凹下去的過程。呼吸時要均勻流暢，正確進行的話，身體會微微發熱。

腹式呼吸隨時都能做，一次至少做三組，每組十次。這樣就能在繁忙的生活中釋放壓力，才不會某天受不了突然暴走，心情爆炸喔！

提肛運動：女生都要會的小心機

子宮位在骨盆腔當中，骨盆腔的血液循環好壞，自然也會影響子宮的健康。建議姊妹們常常做「提肛運動」，也就是收縮骨盆底部的肌肉，每次收縮的時候，就像小便到一半，忽然憋住的感覺，同時陰道也會跟著緊縮。

洗澡時也可以用溫水沖洗肛門或會陰處，加強骨盆底部的血液循環。

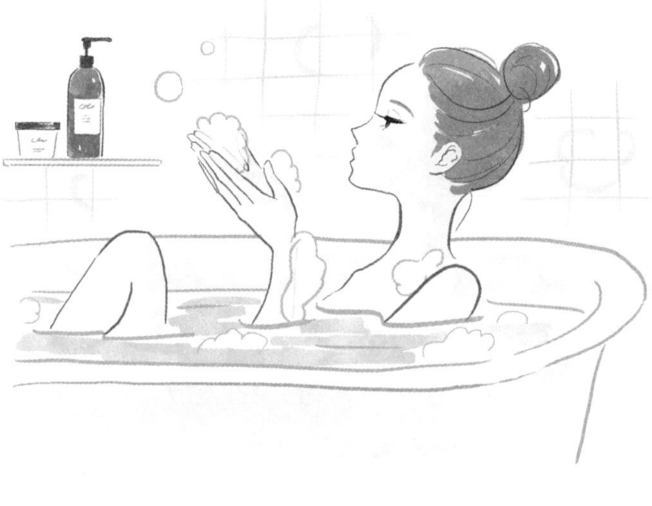

精油香氛：每天睡前的小確幸

我在家時，常利用香氛放鬆心情，幫助入眠。在此推薦大家，準備一些喜歡的植物精油，以及一個香氛噴霧機，100CC的水只要搭配兩滴精油，就能讓房間充滿宜人清香，很適合在忙碌的一天之後，在香氛中洗滌一身的疲憊，非常療癒！

姊妹們也可以動手布置房間，利用玩偶、飾品、夫妻合照、手工小物等，打造溫馨、浪漫的氣氛，再搭配精油香氛和唯美燈光，單調的生活也能變得很有情趣喔！

正念思考：該來的，總是會來

正念思考是每個姊妹都需要的，用正面、開朗的心態面對生活大小事，才不會讓我們碰到一點挫折就被擊垮。尤其是想要懷孕的姊妹們，更需要滿滿的正能量！

不孕症的治療通常需要一段時間，當過程不順利時，有些夫妻就會互相猜忌，覺得都是對方的問題，甚至變得相敬如「冰」，這樣可就不好了。畢竟生孩子需要雙方合作，夫妻相處時應該放輕鬆，並且保持正念思考，對懷孕才有幫助。

想像一下，如果自己是一個正在等待降臨人世的寶寶，在挑選父母的時候，會想要找一對身心健全、充滿愛心的爸媽呢？還是一對吵吵鬧鬧，生出來說不定會被虐待的怨偶呢？

我常對來看不孕症的夫妻說：「**要保持生命中的正面能量！**」尤其女

方的心理狀態，往往是治療成敗的關鍵。所以，我也常告訴姊妹們：「正面積極，失去的愛，終究會循環回到身邊！」

只要每天曬曬太陽、多吃蔬菜、少吃垃圾食物、少用手機電腦、假日和老公出遊，放鬆心情、保持樂觀，該來的好孕，總是會來的！

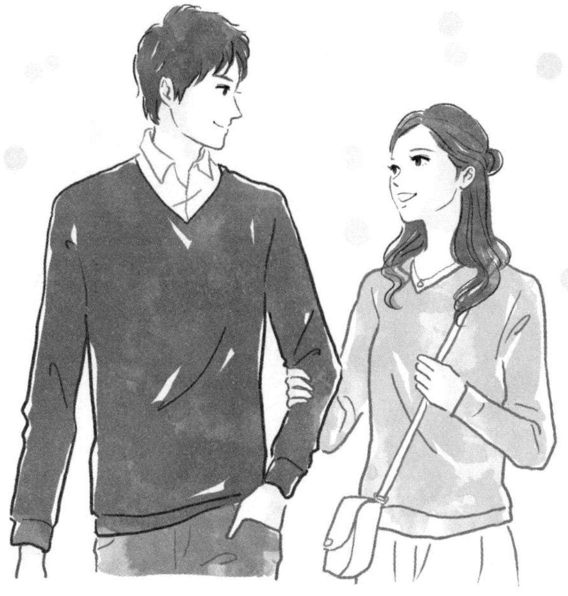

四　女神熱敷小腹，養出好體質

熱敷是一種「懶人運動法」，也是我在臨床治療上最推薦的居家保養方法。以婦科調理來說，主要熱敷部位是小腹，目的是加強子宮和骨盆腔的循環。

熱敷的工具有很多，我自己也在使用，而且比較建議的是可以定溫、定時的熱敷墊。建議姊妹們準備一條長型復健用的熱敷墊，每天有空就熱敷小腹（肚臍以下小肚肚的地方），一次五分鐘，覺得太熱就要換部位（腰、背和其他痠痛處），總時間至少三十分鐘。

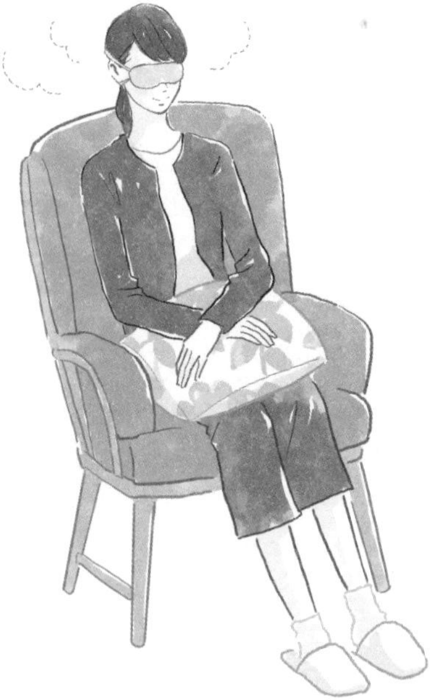

一天熱敷的次數不限，越多越好，尤其月經來的時候，可以加強熱敷時間至一小時。需要注意的是，行房後和懷孕時可以不用熱敷小腹。

保護子宮，才能家庭事業兩得意

為什麼要熱敷小腹呢？女生的骨盆腔內比男生多了一個器官，那就是子宮。每當月經來潮，一般的經血量約在50至80ＣＣ左右。健康的子宮收縮能力好，月經在三到五天就結束，大部分的經血也都會排出來。

不過，現代女性的工作能力很強，很多姊妹的表現都比男生還棒。但工作忙碌、緊張壓力、久坐久站、飲食不良，往往造成了「**事業上越衝衝衝，子宮就越爛爛爛**」的現象。不但子宮功能差，月經不規則，甚至罹患子宮內膜異位症、經前症候群等婦科疾病。

我在門診時，常看到金字塔頂端的夫妻，人生、事業兩得意，但是五子登科就差那麼一子，尤其是女性，往往需要承受周遭親友的異樣眼光和壓力，真的是特別辛苦。這是兩性天生的不平等，男士們一定要好好愛護女性，做個溫柔、體貼的紳士。

話說回來，熱敷就是姊妹們平時保養子宮的好方法，不只能溫暖子宮，還可以促進循環、提升代謝、強化肌肉收縮的能力，進而維護生殖功能，保持女性健康。

加速瘦身，以量取勝的懶人運動法

肌肉有產熱的功能，加強鍛鍊肌肉有助於減重。提升肌肉功能的最好方法是運動，而熱敷是一種「懶人運動法」，雖然不等同於運動，但在以量取勝的情況下，還是可以幫助恢復肌肉健康，進而維持苗條的體態。

另外，若是搭配中醫埋線減重的姊妹們，埋完線以後，回家還要順著肌膜的紋理進行局部按摩，肌肉才會緊實，再加上熱敷，雕塑曲線的效果很快就會出來。

改善失眠，不靠化妝也能臉色紅潤

熱敷也可以處理睡眠問題。有失眠困擾的姊妹，我會建議睡前趴在床上，電熱毯設定在攝氏五十五度、三十分鐘，先熱敷頸項處，再一路沿著兩肩、上背部、下背部、腰薦部下移，每處停留約五分鐘。

熱敷時間到了以後，電熱毯上還有餘溫，此時再翻過身來熱敷小腹，就會超級好睡，而且效果越來越好，我自己每天也會用這個方法助眠喔！

五 女神愛運動，不當冷底美人

以中醫的角度來說，女生屬陰，體質本來就比較寒、濕，而子宮的位置又在人體的下方，溫度普遍較低。如果不運動，肌肉不發達，子宮很容易就變成「冷宮」，難以孕育新生命。

所以，姊妹們每天至少要運動三十分鐘（以和緩的運動為主，像是散步、慢跑、騎腳踏車），或是走路五千步。但月經期間則要暫停運動，好好休息。另外，拉筋運動也可以強化肌肉，建議每天至少做十次以上，每次至少十個八拍。

姊妹們還可以加強核心肌群的訓練，所謂核心肌群是腹部、背部到腰部、骨盆的肌肉，與維持身體姿勢有關，跟骨盆腔循環也有很大的關係。

根據我在臨床上的觀察，工作上必須久坐、久站的姊妹，在核心肌群長期疲勞、退化的情況下，骨盆腔就會開始歪斜、變形，導致局部的血液循環不好，很容易發生經期不規則、排卵困難、經痛等問題。

如果平常能多做熱敷、提肛、散步、慢跑等下半身的運動，藉由肌肉收縮的動作，就可以改善骨盆腔的血液循環，婦科的功能便會一點一滴地改善。

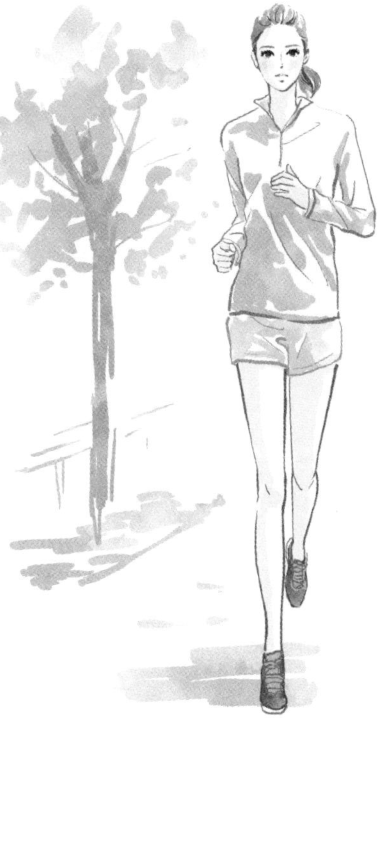

第2章

女神瘦身術，美麗又持久

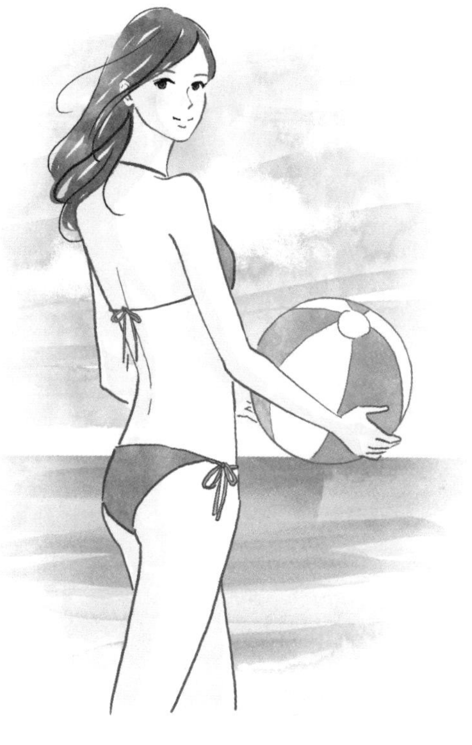

減重是現代人非常重視的一件事情，尤其是女性朋友們，無時無刻都希望自己能更苗條纖細。可惜的是，很多姊妹的觀念不正確，用錯誤的方法減重，導致一直瘦不下來，或是落入復胖的惡性循環，甚至降低受孕機會，造成不孕。

很多人第一次聽到**「肥胖容易提升不孕風險」**的觀念時，都相當驚訝，從沒想過肥胖和不孕症也有關係，後面我會慢慢解釋給大家聽。在此之前，我們先來瞭解「肥胖」的定義究竟是什麼吧！

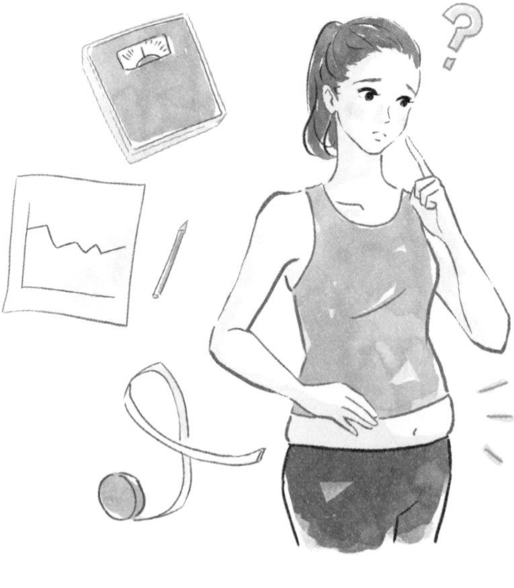

一　算算ＢＭＩ，揪出肥胖小惡魔

身體質量指數（ＢＭＩ）：體重（公斤）／身高（公尺）的平方，如果ＢＭＩ大於等於24，就算是肥胖。

以標準定義來說，「肥胖」就是身體的脂肪組織過多，這個說法沒有錯。不過，我認為肥胖不只是單純的脂肪過多，更是一種「**身體、情緒和思考模式中毒**」的狀態。也就是說，肥胖不只影響身體健康，還會大大影響心理狀態，很容易讓人陷入自暴自棄的迴圈當中，使得瘦身更加困難。

我曾經遇過一位患者，當年的她是寒窗苦讀的公職考生，已經在臺北車站附近的補習班蹲了整整三年，非常認真讀書，卻年年落榜，讓她很沒有自信。長年久坐加上考試壓力大，這位姊妹的身材不斷往橫向發展，最後自己也看不下去，就來找我進行減重治療。

看著眼前胖胖的她，聽她分享公職考試的不如意，我就明白，肥胖不只影響這個女孩的外表，更使她身上充滿負能量，進而影響了生活態度。

在一次看診過程中，我發現這位姊妹的讀書方法有點鑽牛角尖和太過瑣碎，比如，她會記錄自己每天念了幾「頁」書，仔細的程度，就像填寫減重治療的生活紀錄表（記錄三餐飲食、運動熱量、睡眠長短等）一樣！

多次的落榜壓力，使得這位姊妹過度焦慮，整個人長期處於緊繃、憂愁的負面心情，思考方式越來越極端，其實這些都是造成身材發福的原因。也就是我說的「中毒」狀態，不只身材走樣，心靈也深受其害。

於是，我告訴她，減重紀錄可以寫得很詳細，但如果讀書也用這種方法，只會讓自己壓力更大，甚至表現失常，引起反效果。我建議她，不妨用「章節」代替「頁數」來記錄進度，認真念書的同時，抱持樂觀、正面的想法，不要為難自己，效果反而比較好。

果不其然，這位姊妹接受我的建議，調整讀書方法和心態，並積極配合減重療程之後，不但成功瘦了下來，還順利考上公職。現在的她，已經是一名快樂的公務人員，身材也沒有復胖喔！

以這個例子來說，因著身心靈的相互影響，這位姊妹就是典型的「壓力型肥胖」，也就是「抗壓型荷爾蒙」在搗蛋，不只害人發胖，還會促使人體製造更多的膽固醇（內生型膽固醇），影響健康。所以，避免肥胖的最好方法，除了良好的生活習慣，也要適時抒壓、放鬆心情、保持愉快！

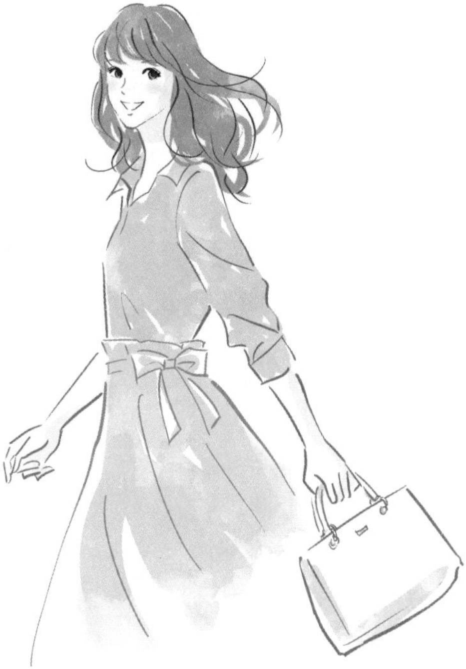

二 肥胖容易罹病，不易懷孕

現代人確實很容易發福，普遍都比較胖，小時候可能會被稱讚「哇！胖嘟嘟的好可愛喔！好像米其林寶寶！」沒想到，長大以後還是嬰兒肥身材，「小腹婆」、「大腹翁」比比皆是，有時候搭捷運，看到小腹微凸的姊妹，還真的不知道該不該讓座呢！

跨過肥胖門檻，慢性病風險增加三倍

整體來說，比起鄰近的韓國、日本，臺灣人的肥胖比例真的比較高，甚至越來越接近歐美國家。不過，身材胖瘦不只跟外表有關，肥胖容易造成提早老化，還會增加關節病變（因為體重負擔太重）、痛風、糖尿病、

高血壓、心臟病以及癌症的風險。

有些體重過重的姊妹，因為對身材沒有自信，有時聽到旁人的幾句閒話，就會難過地問我：「難道胖就該死嗎？」我總是會笑笑地激勵她們：**「肥胖不是該死，肥胖是罪該萬死！」**

為什我會說得這麼殘忍呢？因為對女性朋友而言，肥胖不只傷害了健康，還會影響到懷孕的機率，是造成不孕症的重要原因之一，實在是不能輕忽。

體重減少一成，懷孕機率增加一倍

多年的臨床經驗下來，我發現身材標準的女孩子，也就是**身體質量指數（BMI）介於20到24之間，懷孕成功的機率最高**。但如果BMI低於

19（過瘦）或是高於28（過胖），則容易有月經不順、多囊性卵巢症候群的問題，懷孕會比較困難一點。（多囊性卵巢症候群的詳細介紹，請見第127頁。）

所以，遇到體重過重的患者，我第一個要求都是先減重。有些姊妹剛開始會很疑惑：「我是來看不孕症的，張醫師為什麼要我瘦身呢？」等到她們瘦下來之後，才發現自己也懷孕了！其實很簡單，**我是從中醫婦科的角度著手，改善患者體質來減重的**，有了健康的身體，寶寶自然就來了。

而且，很多姊妹的體重減輕以後，月經週期變得比較規則，基礎體溫表的曲線越來越漂亮，想要懷孕當然也輕鬆許多。我的經驗是，只要減輕現在體重的10%，比如從60公斤減為54公斤，**懷孕成功的機率就可能增加一倍**。

我用這個「**先減重，後懷孕**」的「凹凸法則」，已經幫助很多姊妹當上媽咪。所以，雖然臺灣美食很多，大家還是要控制一下身材喔！

另一方面，由於是以婦科和內科的角度幫助患者，而且很強調營養均衡，因此姊妹們不必擔心減重同時懷孕，會對孕媽咪或寶寶造成影響。在調理的過程中，子宮和身體都清乾淨了，小寶貝反而會漂漂亮亮一級棒！

另外，大家都知道，男性和女性容易肥胖的部位不一樣，男生通常是腹部肥胖（蘋果型身材），女生則是下半身肥胖（梨子型身材），這一點讓很多姊妹都很困擾。

女孩子容易胖在下半身，除了女性荷爾蒙的影響，還有一個重要原因，就是**長期的經血逆流，造成骨盆腔循環不良**，進而導致臀部、大腿等部位堆積脂肪。我的減重調理可以改善骨盆腔循環，對女性下半身瘦身和整體健康都很有幫助。（經血逆流的相關介紹，請見第97頁。）

三　女神減重王道：砍油不砍肉

首先，給姊妹們一個重要觀念：評估肥胖與否，不能只看體重。事實上，判斷肥胖的數據還有體脂肪、內臟脂肪、身體質量指數、基礎代謝率等，而瘦身最重要的一點就是「砍油不砍肉」，千萬不要迷信體重下降，誤以為只要體重數字減輕就是好事。

姊妹們一定要記得，**減重並不是把身上的肉減掉就好**，而是要減少脂肪，**並且增加肌肉**，不但身材變得緊實好看，更可以提升砍油的效率，讓減重的過程事半功倍。

至於減重，要減到什麼程度呢？我建議男女的內臟脂肪指數，都應低於9，若是全身的體脂率，男性應介於20至25之間，女性則是25至30之間較佳。

那麼，到底該怎麼做，才能有效的減脂、瘦身呢？以下分別從飲食、運動、睡眠、月經週期等四個方面，來跟大家詳細說明。

飲食：多吃葉菜，少喝咖啡

以天然飲食為首選，尤其是蔬果類、葉菜類多多益善，避免加工食品，並減少動物性蛋白質。每餐七分飽即可，不要吃得太飽，以免攝取過多的熱量、囤積脂肪。

另外，**不要攝取過量的咖啡因**，否則容易造成血管過度收縮，血液循環變差，導致食物能量無法在體內被有效利用，轉變成脂肪堆積。還要避免刺激性的菸酒，因為從中醫角度來說，菸酒屬於毒素，不利於身體代謝。

運動：鍛鍊肌肉，提升基礎代謝率

運動以規律、和緩、循序漸進為原則，沒有運動習慣的人可以先從散步、走路開始，逐漸增加強度，但不要過度激烈。如果真的沒有時間外出運動，也可以在家跳鄭多燕的有氧舞蹈，配合熱敷想瘦的部位，一樣有效。

（熱敷的詳細介紹請見第34頁）

另外，為了達到「砍油不砍肉」的減重目標，透過適當的運動來加強鍛鍊肌肉，才能讓瘦身過程事半功倍，尤其是核心肌群的部分特別重要。

(1) 鍛鍊核心肌群的重要性

「核心肌群」指的是腹部、背部、腰部、骨盆的肌肉群，不但能維持人體的姿勢，還可以產生大量的熱能。肌肉是維持體溫的重要器官，身體有超過45％的溫度是肌肉產生的，而身體下半部（包含核心肌群）的肌肉，

占了全身肌肉的70%以上。

根據醫學統計，當體溫升高一度，我們的基礎代謝率就可以提升12%，而且更重要的是，生長激素的分泌量也會增加。生長激素除了可以促進骨骼和肌肉的生長，還有分解脂肪、燃燒脂肪的功能。

有時候，患者會告訴我，他們去健身房跑步，跑了三十分鐘氣喘吁吁，卻看到跑步機螢幕上顯示，消耗的熱量只有兩百多大卡，還不到一碗飯的熱量，看了真是快暈倒。

其實，只要正確運動，就不用太在意熱量消耗的數字。肌肉經過鍛鍊之後，體溫提高，血液循環改善，藉著生化反應的作用，**「燃燒效應」**可以持續十二個小時之久，也就是我常對患者說**「連睡覺都會瘦」**的道理。

只要持續鍛鍊肌肉，在基礎代謝率提升、生長激素分泌量增加、燃燒效應持續的情況之下，減重並沒有想像中的困難喔！

看到這裡，有些朋友可能會說：「我平時已經很忙碌了，有沒有一套可以快速達到運動效果的方法呢？」有的，那就是將「無氧運動」和「有氧運動」交叉訓練，可以幫助體內脂肪更快進入燃燒階段。

(2) 無氧運動與有氧運動交叉訓練

無氧運動和有氧運動都會牽扯到肌肉群，其中「無氧運動」鍛鍊的是瞬間爆發力的「快肌」群，所以特別容易刺激「生長激素」的分泌。先做無氧運動，再做五

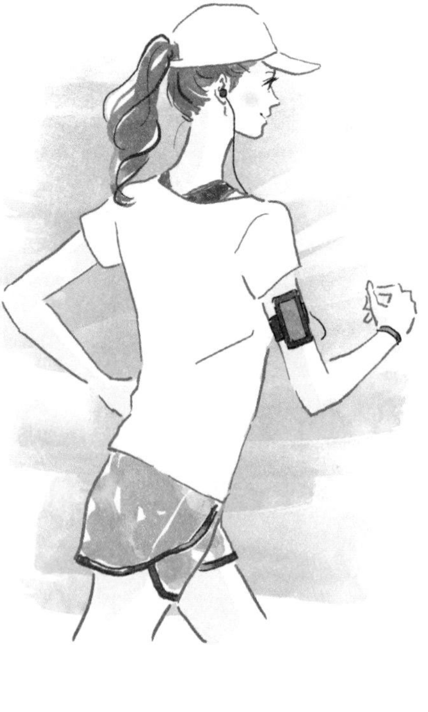

到十分鐘的有氧運動，身體脂肪就會進入燃燒的階段，事半功倍！

我舉跑步機的訓練為例，做完伸展和暖身運動之後，可以將跑步機的時速訂在八公里，連續跑五分鐘後，再將時速轉為五公里，繼續跑五分鐘，以上為一個循環。

利用這樣的方式連續跑三個循環，總計三十分鐘，最後再做伸展和暖身運動，就結束這次的運動任務。這個方法看似簡單，持之以恆，效果卻很驚人喔！

(3) 男人更要鍛鍊下半身

核心肌群的鍛鍊對男生、女生都很重要，尤其是男性朋友們，更要加強訓練腹部、大腿等下半身的肌肉群，不但可以減少內臟脂肪，還能增強男人都很在意的性能力。

我建議可以選擇飛輪、深蹲、仰臥起坐這幾種運動（注意姿勢是否正確），尤其飛輪可以同時鍛鍊大腿和腹肌。另外，深蹲時不妨再搭配腹式呼吸和提肛運動，效果更好！

深蹲、飛輪、肌力訓練都屬於無氧運動，等於是先破壞肌肉，再重新建設，這樣可以加速消耗內臟脂肪，並增加肌肉量。肌肉增加後，又可以加速消耗脂肪，並分泌更多的生長激素，形成良好循環，對減重很有幫助。

這裡跟大家分享一個有趣的現象：男性的減重通常比女性更快，我在臨床上就常遇到一起調理瘦身的夫妻，很多老公都比老婆瘦得更快，為什麼呢？一部分的原因是男性更容易控制口腹之慾，運動也更勤勞，但另一個趨使他們發奮圖強的動力原因，往往是想要獲得異性的讚賞。因此，身為老婆的姊妹們，不妨多多鼓勵另一半喔！

我看過很多夫妻，最瘦的時候就是拍婚紗那天，婚後就像吹氣球一樣不斷地發胖，與婚前判若兩人，我都開玩笑的說：「簡直是詐騙集團嘛！」接著，我就會鼓勵他們一起運動，恢復婚前的理想身材。

除了鼓勵老公運動，姊妹們也別閒著，與其一個人苦命在家帶小孩、做家事，放生老公獨來獨往，甚至讓老公自己一個人睡一間房，呈現「偽單親」狀態，還不如與老公一起出門運動，透過互相鼓勵、陪伴，會讓減重更有動力，也能享受兩人一起做事情的幸福感，夫妻之間更容易擦出愛的火花。

睡眠：不熬夜，加速消耗脂肪

減重能否成功，和充足的睡眠關係密切，最好在晚上十到十二點之間就寢，因為**晚上十點到凌晨二點是人體生長激素分泌量最多的黃金時段**，而生長激素負責修復身體、加強代謝、消耗脂肪，可以說是減重的「利器」。另外，睡前半小時，記得不要上網或看電視，才能確保睡眠的品質！

月經：配合週期，調理體質

月經週期是女性身體的循環狀態，只要把握每個月體溫的升降變化，搭配適當的飲食與中藥調理，對減重也會很有幫助。月經週期的每個階段該如何保養呢？以二十八天的週期為例，請見以下表格：

週期	天數	身體狀態	中藥調理	建議飲食	生活習慣
行經期	第1至5天	虛弱、疲倦，不宜減重	滋陰補血，補充失去的養分	豬腳、雞精、紅棗、枸杞、牛肉等	多熱敷、多休息，不可運動
經後期	第6至13天	精神恢復、富有活力，是減重黃金期		燕窩、銀耳、海蜇皮、海帶、芝麻等	增強核心肌群的運動，或增加心肺功能的有氧運動為主

排卵期	第 14 至 16 天	精力旺盛、心情興奮，是減重黃金期	溫陽補氣，增加身體活動所需的能量	山藥、紫米、排骨、腰子等	以無氧或有氧交叉運動的方式，增加原本的運動強度
經前期	第 17 至 28 天	煩躁易怒、容易浮腫，減重效果較差	安撫敏感神經，去除身體過多水分	黑糖、紅豆、薏仁、薑湯等	多運動流汗以減輕身體壓力，配合拉筋運動，增加熱敷時間

其實，減重的最終目的，就是要培養良好的生活習慣，從飲食、運動、睡眠等各方面著手，也就是我常說的「減心」，遵循著「天然、極簡、慢活」的生活習慣創造出一種幸福和諧的自信感。

最後，不但身體輕盈了，生活也變得輕鬆、自在，這才是瘦身的最大好處喔！

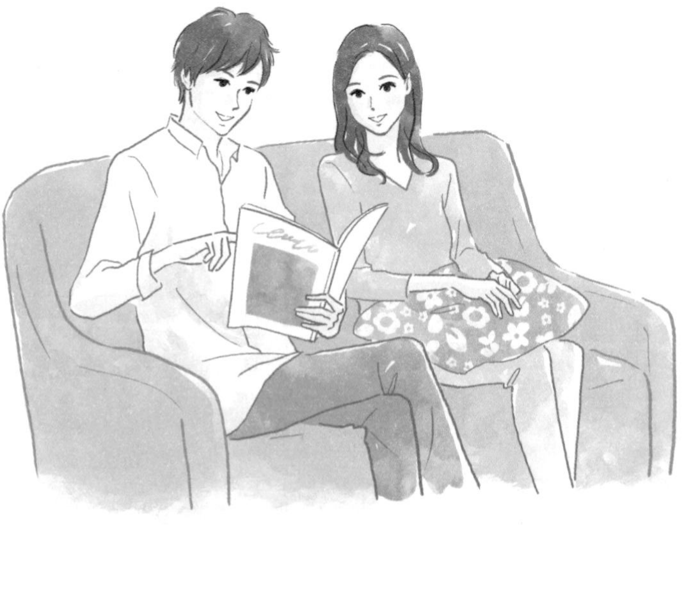

四　產後瘦身有一套：一個月甩六公斤不是夢

產後瘦身，是每個媽咪「卸貨」以後最關心的事情，總是希望能夠盡快恢復產前的窈窕身材。一般來說，產後開始哺乳的六個月內，都是瘦身黃金期。

飲食方面保持定時定量，以優質蛋白質、高纖蔬果、適量澱粉為主。其中，高纖蔬菜和高蛋白食物可以穩定血糖、減少飢餓感、增加飽足感，是瘦身的好選擇。

優質蛋白質食物如何選擇呢？建議挑選牛肉、雞蛋、雞肉、魚肉、豆漿、豆腐、堅果等，補充懷孕及哺乳期間留失的營養，並且避免燒烤肉類、油炸雞排等高熱量的垃圾食物。

想要加強控制體重，建議多吃膠質食物，像是黑木耳、白木耳、海帶、海參、海蜇皮、干貝、皇宮菜、紅鳳菜、珊瑚菜、秋葵等。

兩餐之間如果肚子餓的話，就吃一些富含維生素B群的食物，如核桃、腰果、乾豆，或是養生的白木耳蓮子湯，有增加飽足感、促進脂肪代謝的功用。

姊妹們需要注意的是，產後瘦身應避免吃生魚片、生菜沙拉、涼性水果（柑橘、香蕉、草莓、水梨、火龍果）等生冷食物，以免影響血液循環，降低身體代謝率。

另外，最好減少攝取茶、咖啡等咖啡因飲品，也盡量不要喝含糖飲料。如果嘴饞想喝點東西，建議喝無糖豆漿、現打蔬果原汁（比如紅蘿蔔蘋果汁），比較健康。

運動方面，由於產後流失大量的氣血，姊妹們比較虛弱、容易疲倦，**產後三個月內不適合過度運動**，建議以熱敷小腹為主，促進下半身的血液循環。

一旦骨盆腔的循環順暢，就能加強代謝、防止脂肪囤積，避免形成大屁股的西洋梨身材，因此，熱敷可說是產後媽咪不可或缺的法寶！

三個月後，精神和體力逐漸恢復，是減重的加速期，可以進行增強核心肌群的運動，包含散步、快走、慢跑、深蹲、提肛等，以和緩、持續為原則，慢慢累積。提升心肺功能的有氧運動也是好選擇，像是慢跑、游泳、騎飛輪，都是姊妹們可以做的產後運動。

只要按照以上的飲食、熱敷、運動方法，相信每個姊妹都能在產後健康瘦下來，一個月甩掉六公斤沒問題喔！

五　她就是這樣瘦身的

我的專長是不孕症和醫美，多年來累積了很多調理成功的案例，這裡就來分享一個臨床案例，希望可以鼓勵大家，一起用正確的觀念和方法來瘦身，才會有效又持久喔！

調養子宮幫助減重，C小姐一個月甩油5.2公斤

C小姐有一個疼她的老公，夫妻倆住在基隆，生活幸福美滿。不過，C小姐的婦科功能不太好，對66公斤的身材也不滿意，因此和老公特地從基隆跑來臺北找我看診，希望兩個人可以一起變健康。

初診時，我一把C小姐的脈，就發現子宮的功能不對勁，舌質也是青紫一片，甚至還有瘀痕。原來，C小姐患有子宮腺肌症，之前常有經痛和

月經血量過多的症狀。做了電燒燒灼手術後，症狀沒有明顯改善，月經量反而變得非常稀少，而且依然有小腹下墜的感覺，下半身也常水腫。

C小姐的體質屬於血瘀夾濕類型，於是我開藥的方向，便是以改善身體的這些障礙為主。同時，我也請C小姐配合生活習慣的改變，這樣對婦科和減重才有幫助。

C小姐原本很愛吃澱粉類的食物，也熱愛咖啡、牛奶、甜點等飲食。我建議她，應該多攝取天然的食物，例如：健康的瘦肉、糙米、蔬菜、水果、堅果類，飲料則改喝豆漿。

C小姐也不太愛活動，剛好她的老公也在減重，我便鼓勵他們結伴一起運動。後來，他倆一同去爬「紅淡山」，每次除了爬山，還要走路一個多小時，不但身體運動到了，夫妻感情也更好。

就這樣，C小姐開始減重療程四週之後，體重就從66.1變成60.9公斤，而且原本臉色黯沉的她，整個人變得神清氣爽、皮膚光滑，腹部的悶痛感也有了改善，臉上時常掛著自信的笑容。

至於她心愛的老公，瘦身也很有成果，C小姐告訴我：「現在坐摩托車抱著他時，感覺得到他年輕時的腰身囉！」

很多女孩子用了各式各樣的方法都瘦不下來，找我調理減重之後，卻訝異為何效果這麼好，平均一週體重下降0.8到1.2公斤。不但數字下降，有些姊妹的肌膚變得粉嫩白皙，手腳也變得溫暖，困擾多年的婦

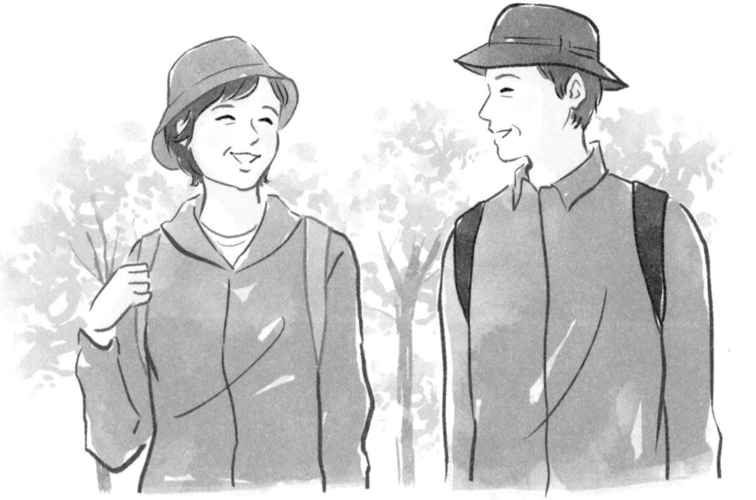

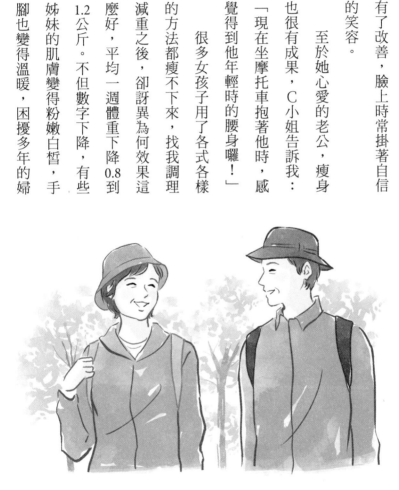

科問題都一併改善。其實，這一點也不奇怪，因為我本來就是從婦科的觀點來調理的。

我發現，姊妹們如果刻意減重卻遲遲瘦不下來，是因為身體已經生病了，而生病的關鍵，十之八九都與子宮的功能有關。怎麼說呢？我常跟患者講：**「子宮相當於一個內臟，只是這個內臟時常被犧牲。」**

子宮並不像腦部、肺部等器官，是主要的維生臟器。子宮功能不良時，頂多二十八天才會來鬧一次，而且一開始月經出現異常時，也不會影響生命，所以在人體氣血的配送上，子宮常會優先被忽略。

這也是為什麼**女性天生容易有血瘀、血虛問題**的原因，中醫古書說：**「男子以腎為先天，女子以肝為先天。」**因為中醫的肝為藏血之所。古書上也記載：「男子重精，女子重血。」可見婦科疾病與肝、血有**很大的相關性。**

一旦女生的婦科不好，身體的功能就會提早衰敗、老化，基礎代謝能力就會下降，接著內分泌失調、骨盆結構改變、脂肪過度堆積就會隨之而來，漸漸成為身材變形的幫凶。所以，我一直堅持從調理子宮著手來幫姊妹們減重，這樣效果才會快又健康！

第3章

女神美肌術，歲月無痕跡

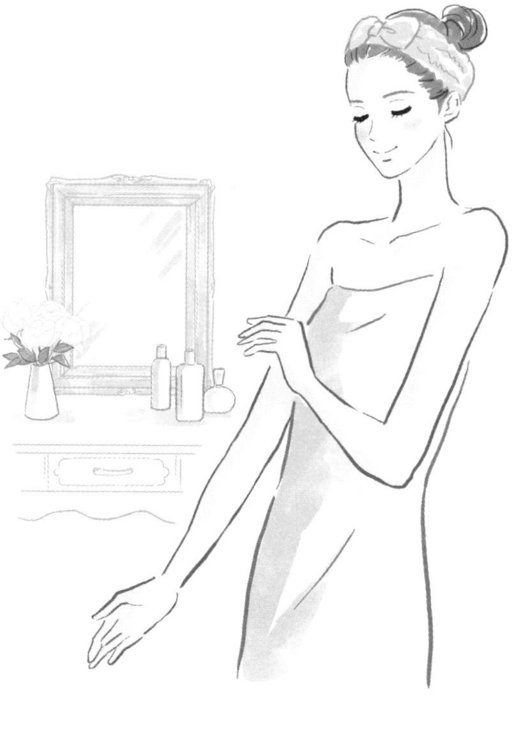

這麼多年的看診經驗，我知道姊妹們最在意的除了瘦身之外，就是皮膚保養了。誰不想要擁有水潤Q彈、年輕健康的肌膚呢？

皮膚是身體的表象，由內而外，傳遞著每個人的健康情況、精神狀態、情緒反應。因此除了外在的保養，以及醫學上的助力外，更需要搭配適當的睡眠、健康的飲食、穩定的情緒，才能成為「內外兼修」的女神。

這一章，就讓張醫師來教大家，如何養出美肌吧！

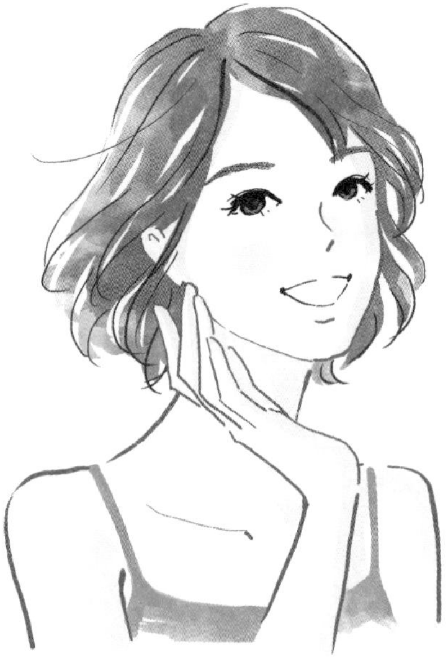

一　美肌首重保濕，拒絕「乾癢」肌膚

「保濕」是皮膚保養的基本功，無論姊妹們想要美白、淡斑、除皺，第一步都要先保濕！尤其在低溫、風大的秋冬季節，許多姊妹都有肌膚乾燥的困擾，甚至出現搔癢、脫屑、紅疹的現象，該怎麼辦呢？

乾癢症狀在中醫屬於「風證」的一種，中醫理論提到「**治風先治血，血行風自滅**」，只要血液充足、末梢供血量良好，就能改善皮膚乾燥，所以中醫在治療皮膚乾癢時，會以「**祛風、養血、潤燥**」為主。

中醫理論認為「**肺主皮毛，肝主藏血**」，入肺經的藥物可以維護皮膚健康，入肝經的藥物可以加強血液循環。所以，黃耆、當歸、川芎、防風、麥冬、枸杞、紅棗等中藥材，都可以治癒皮膚搔癢的症狀。

除了中藥調理之外，姊妹們自己能做到的保養有哪些呢？

由於**乾癢症狀來自肌膚**的保水能力不足，我們首先要做的是保護肌膚

的天然皮質膜，避免使用含有過多皂鹼、界面活性劑或鹼性過強的清潔劑，避免角質層受損。清洗時的水溫不宜過高、時間不要過長、頻率不能過高，才能保有更多肌膚的滋潤物質。

再來，飲食上避免食用辛辣、油炸、燒烤的食物，以免引起體內燥熱。可以補充木耳、秋葵、海參、豬皮、燕窩等富含膠質的食物，增加肌膚的保水、鎖水能力。同時，配合腰果、杏仁、芝麻、核桃等堅果類，增加身體油脂含量，對於潤澤肌膚都有好處。

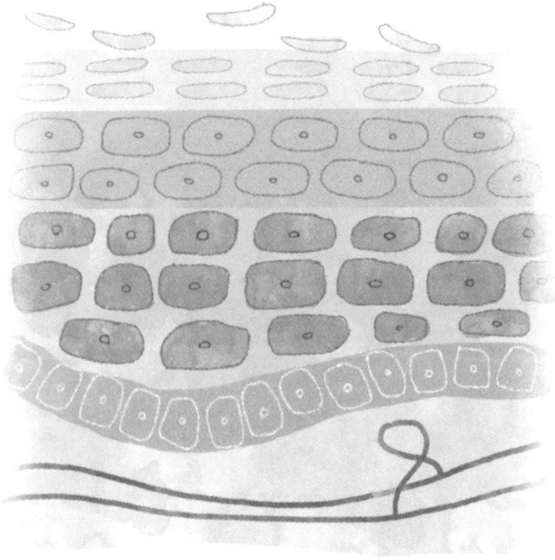

另外，適量的水梨、蓮子、栗子、蜂蜜、龍眼肉有助增強免疫力，對

肌膚的保養也有幫助。

食補之外，塗抹保濕乳液也是必要的，但要注意挑選不含香料、防腐劑、乳化劑、胺類等添加物的產品，以免增加肌膚負擔。甘油、綿羊油等都是比較天然的選擇，姊妹們可以挑選適合自己的潤膚產品加強保濕。

最後，**別忘了「美容覺」的重要喔！**長期熬夜、睡眠不足，很容易造成皮膚老化、乾癢、脫屑，因此，**充足的睡眠也是皮膚保濕的關鍵。**

二 白色食物養肺，「美白」這樣吃

美白是許多姊妹一輩子的功課，尤其是豔陽高照的夏天，大家喜歡去海邊戲水、浮潛，非常容易曬黑，膚色一下子深了好幾個色階，姊妹們連忙來找我求救。

我自己也很喜歡戶外活動，還記得有一年去帛琉度假，雖然每天塗抹高係數的防曬乳，還是只能防止曬傷，沒辦法完全不曬黑。不過，回臺灣才一個星期，我很快又「白」回來了，到底我怎麼做到的呢？

中醫主張「肺主皮毛」，要改善膚質，就要從「肺」著手。而從五行五色的原則來看，又有「肺色主白」的說法，所以很多偏白色的中藥材都能幫助美白，例如：珍珠、蓮子、薏仁、山藥、茯苓、白木耳等。

像我自己會調配「美白潤膚飲」，使用藥材就包含蓮子、薏仁、山藥、白木耳，有滋養肌膚、延緩黑斑與暗沉產生的功效，對美白很有幫助，是我的祕密武器！

另一方面，中醫主張「**肝主疏發**」，緊張、生氣、情緒不佳都會影響膚質。所以，平時應該保持心情穩定、正面思考，可別動不動就發怒，美白才會比較容易喔！

中醫理論還有「**肝主藏血**」的說法，由於姊妹們的月經、生產等生理現象都和「血」有關，因此「女子以肝為先天」，而從五行五色來看，又有「肝色主青」的原則。

綜合來看，**姊妹們要美白，就要養肝**，也就是要補充新鮮蔬果，包含檸檬、蘋果、奇異果、葡萄、草莓、柑橘類、番茄、菠菜、高麗菜、花椰菜等深綠色蔬菜，都是幫助美白的好食物。

我自己平日就很強調蔬果類的攝取，三餐有一半以上都是蔬菜，加上保持運動習慣，定期抒解壓力、放鬆身心，曬黑後再配合美白潤膚飲，自然可以在短短一星期內就白回來囉！姊妹們不妨一起試試看。

三　痘痘是毒素，治「青春痘」先排毒

青春痘的醫學名稱是「痤瘡」，也是俗稱的面皰。幾乎每個姊妹在青春期的時候，都有長痘痘的經驗，那時正值愛漂亮的年紀，大家最怕鼻頭突然冒出一顆又大又紅的痘痘的時候，被暗戀已久的白馬王子撞見囉！

一般認為痘痘的成因是油脂分泌過剩，這雖然是一部分的原因，卻無法解釋為什麼許多非油性膚質的成年人還是會長痘痘。所以，痘痘的產生一定還有其他原因。

首先，讓我簡單介紹一下痘痘是怎麼形成的吧！

當毛孔周圍堆積過多老化的角質細胞，就會阻塞皮脂的通道，而過多的皮脂累積，會成為「痤瘡桿菌」的營養來源，引起皮膚發炎、紅腫、化膿，就是所謂的青春痘，甚至波及周遭的其他毛孔。古人說「**物必自腐而後蟲生**」，就是這個意思。

治療痘痘時，不能只把痤瘡桿菌當作壞人，拚命想要消滅它，這樣治療效果肯定有限。我從中醫的角度來看，認為**長痘痘其實就和流鼻水一樣，是身體的一種症狀，也是一種「排毒」方式**，成人型的痘痘更是如此。

一般來說，我們的身體會透過流汗、大小便、月經、皮膚或內臟這幾個管道來排毒，但現代人生活養尊處優，流汗機會不多；生活習慣不良，大小便容易失調；女性子宮機能普遍低落，導致月經異常，**身體的排毒需求，只好加重落到皮膚上了**。

當血液循環無法順利將代謝廢物送至內臟解毒，就會利用皮膚發炎的方式，把這些人體的垃圾從毛孔排出體外，痘痘就是這麼形成的。

我們從中醫的角度，再看一次痘痘的發生過程：

當皮膚老化、未妥善清潔、內分泌失調，導致毛囊阻塞，形成「血瘀」的環境。環境污染、不當飲食，導致體內毒素過多，身體以「化火」的方式從動脈端增加血流量，企圖排出廢物，卻形成膿皰或囊腫型的痘痘。

姊妹們如果又處於睡眠不足、體力透支（中醫稱為「氣虛」），或是緊張、焦慮、生氣、不滿（中醫稱為「氣滯」），抑或是缺乏運動、身體損傷（中醫稱為「血瘀」）的情況，都會造成靜脈端的回流受阻，形成粉刺。

當動脈端輸入太多，靜脈端又回流不良，微血管的物質交換出現問題，就好像交流道出口處發生車禍，入口處的車子又不斷湧入，最後高速公路大塞車一樣。體內廢物不斷累積，濃度低的就是中醫說的

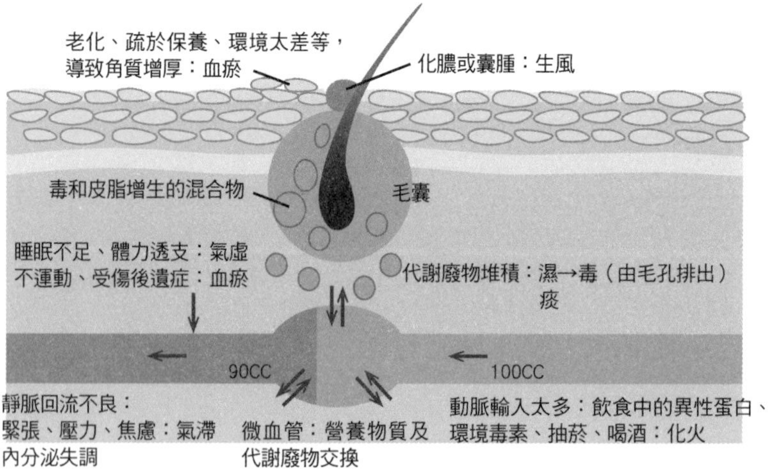

「濕」，濃度高的則是「痰」，更嚴重的話，就是所謂的「毒」。

在痤瘡桿菌的催化下，皮膚發炎、冒出痘痘，就是中醫說的「化火生風」。所以姊妹們應該**從調養體質開始，減少「毒素」的產生**，自然可以解決擾人的痘痘問題！

提醒大家，飲食上少吃冰冷、燒烤、油炸、刺激的食物，乳製品、內臟、蛋黃、有殼海鮮、肥肉、肉皮也要適度避免或減少。

生活上不可熬夜和過度勞累，養成每天固定時間睡覺的習慣，排便時間也要規律。有便祕問題的姊妹，排便時可以順時針按摩腹部，促進腸道蠕動。

平時多熱敷、多運動，每天至少走路五千步、熱敷三十分鐘。

臉部適度清潔，不要讓頭髮蓋在臉上。如果還是長了痘痘，千萬不能亂擠，有必要時應尋求專業醫師的治療喔！

四 按摩臉蛋，「法令紋」退散不顯老

我多年替姊妹們調理肌膚的經驗下來，知道大家不但渴望光滑、水嫩的好膚質，還追求逆齡甚至「無齡」的高顏值，這時候，容易顯老的「法令紋」就是姊妹們最害怕的老化象徵！

為什麼隨著年紀越來越大，法令紋也越來越深呢？除了天生的肌肉比較肥厚，容易造成法令紋之外，後天的因素也很多，通常是與「過度使用」有關。

法令紋可以分成上、中、下三段，上段的法令紋與鼻子過敏常吸鼻子、眼睛不適常用力眨眼有關。

中段的法令紋與愛笑、常講話有關，尤其是公關、接待等職業的人因為工作需要，微笑和說話的時間較長，容易出現這種法令紋。

下段的法令紋則是與常常抿嘴、咬牙切齒的動作有關，職業是老師以

及個性比較「女王」的姊妹如果有法令紋的話，可能就是這種類型。

擔心自己法令紋太深的話，該怎麼辦呢？

我建議姊妹們，可以透過調整生活型態，進而改變表情習慣。比如，治療好鼻子過敏、眼睛過敏的問題，或是學習抒解壓力、減少生氣的機會，就能避免法令紋周遭的肌肉過度拉扯，平時臉部保養也可以加強保濕的部分。

另外，勤於按摩也是減緩法令紋的好方法，詳細的按摩步驟如下，姊妹們可以在每天洗臉之後，搭配乳液或精油按摩臉部，幫助增加肌肉的緊實度。

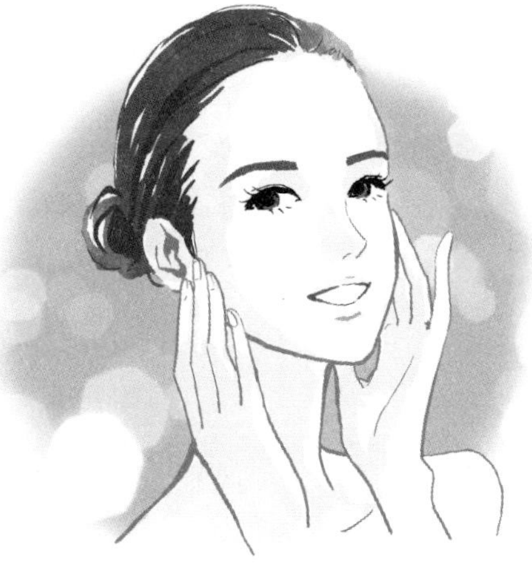

步驟一：將中指和無名指的指腹放於嘴角兩側，由嘴角朝鼻翼方向向上畫小圈。

步驟二：雙手四指併攏，以指腹將臉頰肌肉往上推滑至耳後。

如果採用上述保養方法之後，對法令紋的改善程度還是不滿意的話，可以尋求中醫美顏針的治療，加強淡化法令紋。

需要提醒的是，美顏針的效果好壞，與醫師的技術、經驗、美感都有關係，若是對臉部肌肉和穴道的掌握不夠純熟，治療後可能會「皮笑肉不笑」，看起來不太自然。

因此，建議姊妹們慎選專業的醫師操作，最好還能搭配中醫保養藥方，達到「內外並治、裡應外合」的效果，充分發揮中醫醫美的優勢。

五　刺激穴位，遠離「雙下巴」不臃腫

很多姊妹喜歡具有時尚感的「小V臉」，最怕雙下巴跑出來，常有女性朋友問我：「有沒有方法可以甩掉W形的雙下巴呢？」

其實，**大部分的雙下巴和我們的生活習慣有關**。就拿飲食來說，現代人大多攝取過多熱量，尤其是蛋白質、澱粉類吃得太多，自然容易轉變為體脂肪或內臟脂肪，囤積在體內。

在全身肥胖的情況下，下巴當然也會變得肉肉的，一不小心就跑出雙下巴囉！

所以，澱粉類、蛋白質食物適量攝取即可，並且盡量在白天吃，晚上的蔬果類比例則加重，減少熱量囤積的機會。

另外，吃飯應該定時定量、細嚼慢嚥，如果每次用餐總是囫圇吞棗，咀嚼食物的次數太少，下巴周圍的肌肉群太少運動，附近的皮膚就容易鬆

垮喔！建議每餐至少二十分鐘，每口至少嚼二十下，好好享受每一頓飯。

前面說過，想要擁有好膚質，充足的睡眠非常重要，預防雙下巴的道理也是一樣的。長期睡眠不足，皮膚容易流失膠原蛋白和彈力纖維，失去足夠的支撐力。久了以後，脂肪組織位移，造成鬆弛和下垂，臉頰越來越鬆垮，掉下來就變成W形的肥下巴了！

從中醫陰陽學說的角度來看，**夜晚屬陰，而組成我們身體營養的物質也屬陰，睡覺就是養陰的時刻**。所以，提醒愛漂亮的姊妹們，晚上12點以前一定要上床睡覺，才能避免雙下巴喔！

若從中醫望診的全息律來說，下巴屬於卵巢、子宮的位置，女孩子在生理期前後，特別愛吃重口味、高熱量的垃圾食物，這樣很容易降低身體代謝能力，導致經血排放不完全，多餘的水分滯留體內形成水腫，影響下巴的線條。

提醒姊妹們，生理期前後尤其要避免上述食物，配合每天熱敷小腹、促進子宮收縮，對於消除水腫、預防雙下巴都有幫助。

值得一提的是，上班族長時間使用電腦，很容易出現聳肩、縮脖子、頸椎偏移的現象，很多姊妹在不自覺的情況下都有這些動作，造成下巴周圍組織結構改變，悄悄形成雙下巴。

同時提醒大家，使用電腦時應維持正確姿勢、適度放鬆，平時可以做瑜伽、皮拉提斯來修正體態，減少下巴肌肉的鬆垮！

以下針對三種常見的雙下巴類型，提供相對應的穴位按

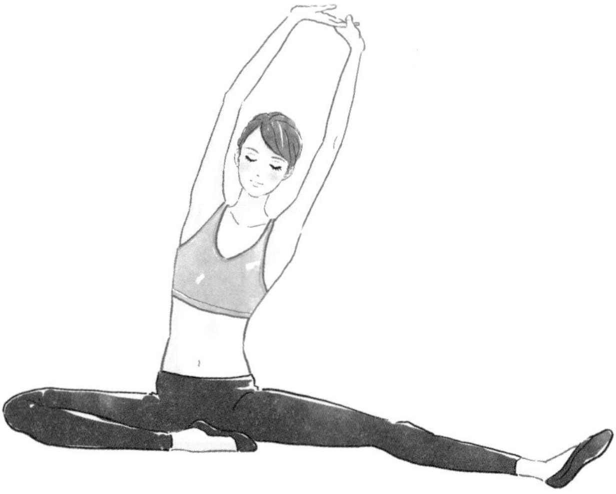

摩方式，大家趕快學起來，就不怕雙下巴出來見人囉！

·脂肪型雙下巴

成因：飲食過度造成。

按摩穴位：下關、頰車、承漿、地倉。

·水腫型雙下巴

成因：與婦科功能不佳有關。

按摩穴位：三陰交、血海、足三里。

·肌肉型雙下巴

成因：與姿勢不良有關。

按摩穴位：風池、肩井。

六　拉提就靠美顏針，中醫醫美很厲害

近幾年，醫學美容大行其道，很多姊妹為了保持青春美麗，都有定期進行雷射、玻尿酸等醫美保養的習慣。不過，很多人不知道的是，中醫也有醫美，效果不輸西醫，對肌膚來說，還更加溫和呢！

大家都知道，針灸是中醫的拿手絕活，這幾年又發展出許多女性趨之若鶩的「3D美顏針」，使用的是比一般針灸還要細的針，幾乎沒有感覺，對想做醫美又怕痛的人來說，是不錯的選擇。

3D美顏針的原理是透過刺激經脈，活絡氣血循環，可以緊緻拉提、淡化疤痕、改善臉型，有「抗老回春」的作用。無論是眼角、嘴角、法令紋，都可以達到拉提、緊實的效果。

以淡化疤痕來說，不少姊妹都曾使用除疤藥品，想要淡化受傷、抓破皮、擠痘痘，甚至是手術縫合留下的疤痕，嘗試一段時間後，會發現效果

卻不如預期。

３Ｄ美顏針則是直接在「疤」上面施針，可以改善血液循環，達到淡化的效果。我的診間曾有一位三十多歲的姊妹，下巴從八歲開始就留下一道疤，經過幾次３Ｄ美顏針治療，疤痕明顯淡化，現在已經不會一眼就發現疤痕的存在。

還有一位患者因為車禍的關係，在人中的地方留下疤痕，術後一兩年還是有點紅腫，在３Ｄ美顏針配合特別開立的美白玉膚飲治療後，人中的疤痕也淡化許多。跟大家補充一下，媽咪的剖腹產疤痕，也可以利用３Ｄ美顏針淡化喔！

淡斑與拉提之外，３Ｄ美顏針對於改善臉型也有很好的效果。許多姊妹拍照的時候，都會發現自己的嘴型有點歪斜，臉型似乎也不太對稱。這個現象通常是經常翹腳、盤腿、癱臥在沙發看電視等不良習慣，導致骨盆歪斜、不當拉扯肌肉，連帶影響到臉部肌肉造成的。

此時，善用3D美顏針和一般針灸相互搭配，就能改善臉型不對稱的問題。當然，姊妹們在治療之外，平時也要盡量保持正確姿勢，避免肌肉再次受到拉扯。

需要注意的是，3D美顏針雖然十分有效，我還是會先替姊妹們看診以後，再根據個人情況施針，必要時搭配內科和婦科的調理，從內而外同時調理，不只改變外觀容貌，更希望大家「在健康中遇見美麗」，這才是中醫醫美的最高境界！

七　她就是這樣美肌的

說了這麼多專業理論，就讓我來分享一位姊妹的實際治療案例吧！

這次出場的是D小姐，她擁有白皙肌膚、修長美腿，照理說應該是很多女孩羨慕的對象。不過，讓D小姐很無奈的是，她的臉和身體比較浮腫，加上面容疲倦，皮膚狀況並沒有很好。

D小姐很在意自己的「水腫」，我告訴她，一般人所謂的「水腫」，通常是靜脈回流不良造成的，這在中醫稱為「氣腫」，而不是內科疾病造成的水腫（如果是這種，必須馬上就醫）。

為什麼很多姊妹都有氣腫的困擾呢？這得從心臟和血液的關係說起。

中醫說「**心主血脈**」，心臟就像是一個幫浦，靠著每次的收縮將血液灌注到動脈系統中，讓血液把氧氣、養分送到各個器官和組織中，並且透過靜脈系統，把帶有廢棄物的血液送回心臟，這就是「靜脈回流」。

可是，靜脈回流的時候，沒有心臟收縮作為動力，而是依靠肌肉收縮和內在瓣膜的運送，血液才能流回心臟。當我們有以下的不良生活習慣時，就會阻礙血液回流，導致過多水分和廢物殘留在體內，久了就引起身體浮腫（氣腫）。

- **不運動、久坐久站**

  血液不流動，水分就會積存在下半身，中醫稱為「血瘀」。

- **熬夜晚睡、長期睡眠不足**

  細胞缺氧導致代謝異常，水分過度滯留，中醫稱為「氣虛夾濕」。

- **飲酒過多、食品添加物吃太多**

  腸道累積過多宿便和老廢物質，中醫稱為「食積」。

・容易焦慮、長期心理壓抑

壓力會造成動脈和靜脈的管徑變窄，水分不容易回流，中醫稱為「氣滯」。

我把這番道理說給D小姐聽，讓她瞭解皮膚浮腫且一臉倦容的原因在於體內環境，不是單純擦擦保養品就能改善的。

《內經》說：「知標本者，萬舉萬當；不知標本，是為妄行。」一位專業的中醫師不會只治療病人表面的症狀，而會從致病的原因著手，如此才能「標本並治」，這也是我的治療原則。

於是，我一邊請D小姐改善生活習慣，一邊給予適合她體質的中藥治療，一段時間之後，D小姐的浮腫大幅改善，而且皮膚變得年輕、緊緻，整個人容光煥發，把她的白皙肌膚襯托得更美了！

後來，D小姐和老公旅遊拍照時，發現自己剛好穿著與兩年前度蜜月時相同的洋裝。兩張不同時期的照片相互比對，D小姐發現現在的她看起來大不相同，不但整體更漂亮了，膚況也改善許多，歲月就像在她臉上停下腳步似的，令她非常驚喜。

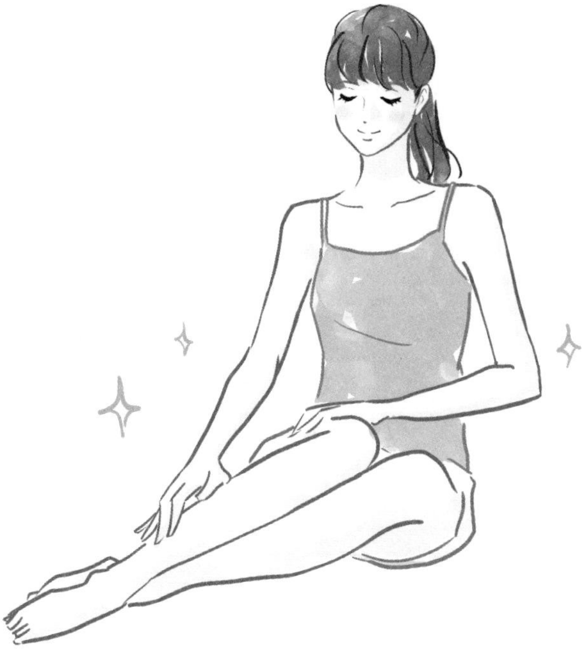

第4章

女神子宮保養術，婦科疾病不上門

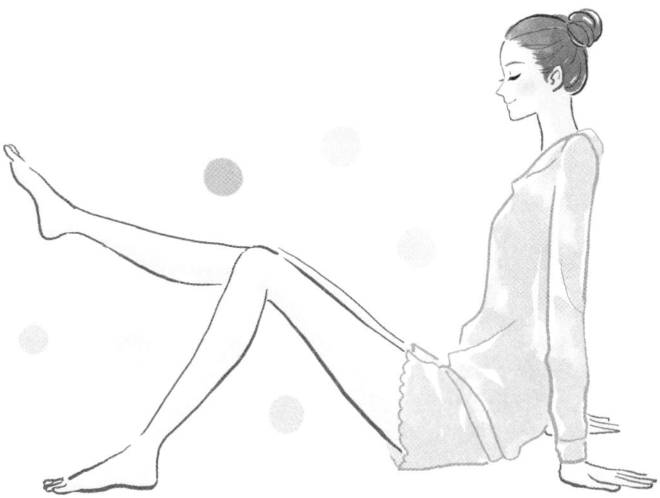

女生從第一次的生理期拜訪，直到生理期不再到來，期間大約有四十年的時間，跟「月經」脫離不了關係。只要月經順暢，不但身體健康，也很容易生育，一旦月經異常，各種婦科疾病就會接踵而來。

月經的順暢與否，最相關的就是子宮與卵巢的狀態，在這個章節裡，我們就來了解月經與卵巢、子宮的親密關係，以及學習如何好好照顧這個女性的重要戰友，讓自己可以擁有如大地女神般豐盈健康的子宮。

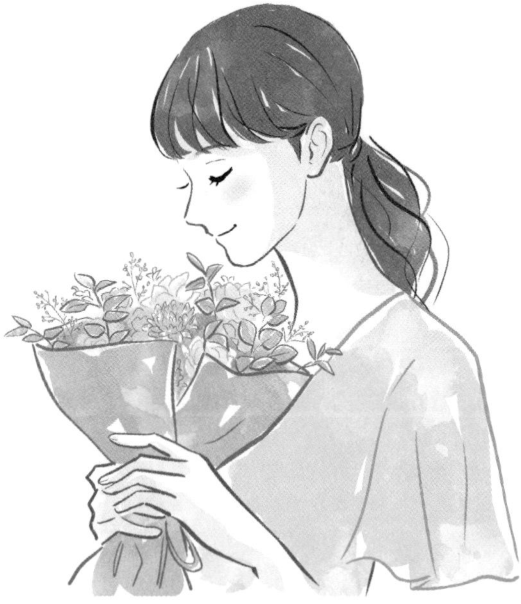

一　子宮內膜異位症：女生體內的未爆彈，威力堪比原子彈

醫學統計顯示，有高達三分之一的不孕症婦女，都是因為子宮內膜異位症而導致不孕；反過來看，患有子宮內膜異位症的婦女，更有50%的機會不孕。所以把子宮內膜異位症稱為「懷孕的頭號殺手」，一點也不為過。

為什麼會發生子宮內膜異位症呢？這就得從「經血逆流」說起了。

正常來說，子宮內膜每個月剝落、形成月經後，這些經血應該順著陰道排出去，但如果子宮收縮不良或其他原因，造成經血沒有全部排乾淨，這些「離經之血」就會跑去子宮的其他地方，堆積在體內形成「瘀血」。

子宮的通道除了陰道之外，還有輸卵管，這些組織之間都有孔隙，整個子宮不是密閉空間，如果經血無法透過陰道正常排出，就很容易跑去輸卵管，造成所謂的「經血逆流」。

照理說身體會像一塊海綿一樣，自動吸收這些「迷路」的經血。但如果每個月都發生經血逆流，加上身體不斷老化，吸收能力達到極限，沒辦法再處理這些經血，血液就會附著在子宮和骨盆腔內其他組織的孔隙上，造成發炎，形成「沾黏」。

如果姊妹們本身的氣血循環不錯，大多數的瘀血會被人體吸收，就好像丟一個小垃圾袋到湖中，會被大自然的力量自行分解一樣，沒什麼大礙。

但隨著年紀增加、飲食不良、作息不正常等因素影響，生理功能退化，身體原本的「正氣」開始衰敗，骨盆腔的壓力增

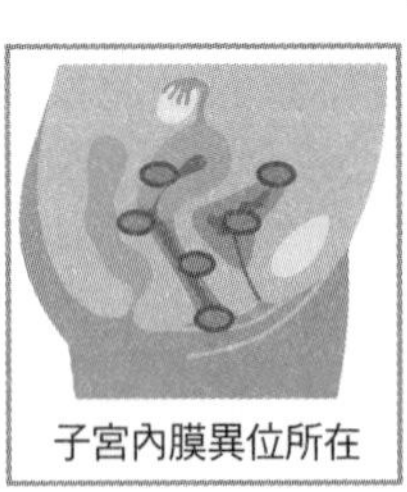

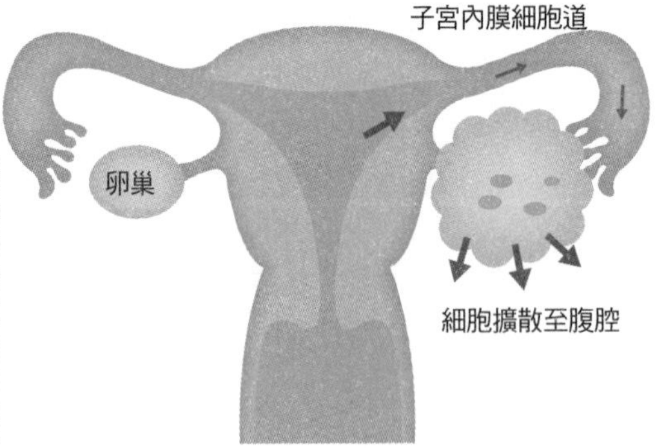

加，難以吸收這些黏稠的淤血。長期下來，骨盆腔內的器官和組織彼此沾黏，最後產生一大片聚積的血塊，就形成子宮內膜異位症了。

這時候，血液循環不良的情況已經很嚴重，患有子宮內膜異位症的姊妹們，很容易有肩頸僵硬、腰痠背痛的困擾，原本的瘀血（逆流經血）已經變成「血瘀」體質，最後就會引起不孕症和經痛。

而且，子宮內膜異位症還常引起輸卵管扭曲、阻塞、水腫，或造成排卵和受精的障礙，甚至是子宮外孕。另外，當骨盆腔裡面的器官吸收逆流的經血以後，會形成一個個腫塊，產生巧克力囊腫、子宮肌瘤等，這些也是不孕症的常見原因。

另一方面，子宮內膜吸收過多的逆流經血，會導致內膜稍微增厚，加上年齡增長與地心引力的影響，骨盆腔的壓力就會增加，導致骨盆腔外擴。身體為了調整重心平衡，便會透過堆積脂肪的方式來增生組織、加強局部結構，最後造成下半身肥胖的「西洋梨型」身材。

二　月經的疑難雜症：月經不好人就老，晚娘面孔趕人跑

姊妹們一生有四十年左右的時間，都和「月經」脫不了關係，而中醫也是用「經、帶、胎、產」來解釋女性的身體狀態，其中「經」指的就是月經。

只要月經順暢，不但身體健康，也很容易生育，一旦月經異常，各種婦科疾病就會接踵而來。

當然，疾病不是一天造成的，身體平時就會發出一些警訊，只是我們常常忽略它。

譬如：

月經失調好煩惱

很多女孩子都有月經不規則的問題，有時許久不來，或是來了卻又久久不去，但是，很多姊妹沒有正視這個問題，久而久之，就造成生育相關的疾病。

古代稱月經為「月信」，從字面上的意義就顯示了**經期應該是每月固定來潮**。我們知道，月亮有陰晴圓缺，海水有潮起潮落，姊妹們的月經也應該如同大自然一般，規律變化、周而復始。

(1) 正常月經的標準

正常的月經有以下幾個特色：

- **經血量：**

每次約50ｍ至80ＣＣ。

・月經週期：

多數女性是二十八天左右，但每個人稍有不同，少數人甚至固定三個月或半年才來一次。

・行經時間：

一般月經持續時間是三至七天。

除了以上標準，判斷女性月經是否正常，還要觀察顏色（鮮紅或暗紅）、質地（稀薄或濃稠），另外還要注意月經是否有「遲到早退」，或是伴隨分泌物、腹痛的情況。如果在經期之外出血，更要提高警覺。那麼月經又是怎麼形成的呢？

(2) 月經的形成

從現代醫學來講，子宮內膜受到荷爾蒙影響，其中的螺旋小動脈增生，內膜因而增厚，為將來的懷孕做好準備。如果沒有受孕，子宮內膜就會剝落，排出形成月經。

如果從中醫的角度來看，月經是當「天癸」來到時（荷爾蒙的影響出現），「腎精」開始作用，五臟六腑的氣血（體內精華）會透過「沖脈」下注「血海」，豐潤「胞宮」（子宮）。若沒有懷孕，胞宮就會汰舊換新，排出老舊物質而形成月經。

所以，我們可以把子宮想像成一片土壤，平日身體會以各種營養物質灌溉土壤，使之肥沃，為將來孕育種子（生命）做好準備。這就好像尼羅河定期氾濫，為周邊區域帶來沃土，使農作物豐收一樣。

因此，中醫認為，**月經週期是身體豐潤子宮的過程**，如果月經按時來潮、順利排出，代表營養充足、身體機能良好，子宮健康（土壤肥沃），懷孕後將有足夠的養分孕育生命（種子發芽），並且成長茁壯。

如果營養不足、子宮機能不佳（土壤貧脊），不但受孕較為困難，懷孕後也很容易流產（土壤鬆動流失）。因此，月經不規則的問題應妥善處理，才能擁有健全的生育能力。

(3) 少女月經不順的原因

無論是少女或成年女性，都有可能發生月經不規則的現象。初經來潮不久的女孩子，生理期可能久久才來一次，或是一次就來很久，這往往是卵巢尚未完全成熟、子宮收縮能力不佳的關係。

還有一個很重要的原因，就是**少女正值求學階段，常因課業壓力而用腦過度**。

中醫的生殖能力與「腎」有關，而腎主髓、主腦，腦部又是許多重要經絡的匯聚之處。用腦過度的時候，身體的氣血（營養物質）就會優先送往腦部，造成下半身空虛，腎水也缺乏養分，就會造成初經不穩定。

我從多年的看診經驗中發現，學業成績越好的女孩，月經週期往往就越紊亂。除了用腦過度外，熬夜、愛吃冰涼飲食等，也是影響初經不規則的原因。

(4) 成年女性月經不順的原因

至於成年女性，則是容易發生月經提前或晚來的情況，大致可以分成以下四種類型：

- **月經提前、經血偏少**

患者火氣大，腎水不足，往往是熬夜、作息不正常、愛

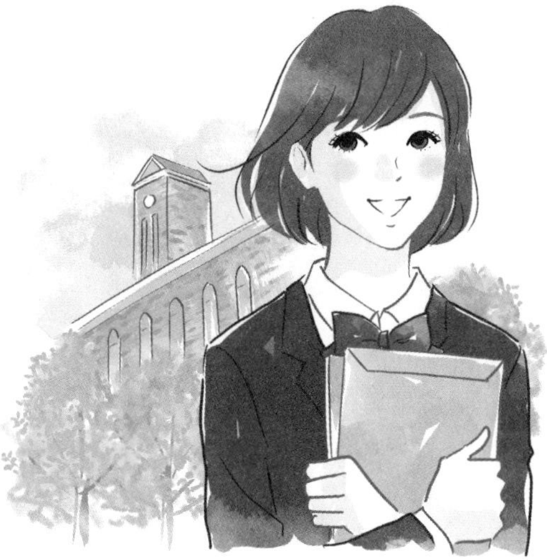

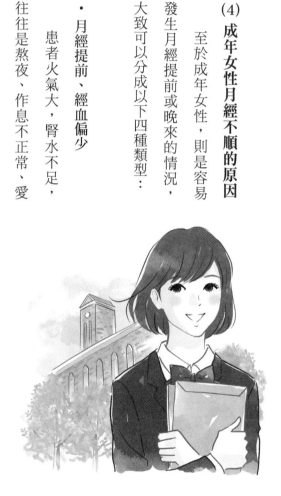

吃辛辣燥熱的刺激性飲食造成的。

・月經提前、經血偏多

患者因年輕氣血充沛，經血量會稍多，如果沒有不適，繼續追蹤觀察。

・月經晚來、經血偏少

患者屬於虛證中的寒瘀體質，經常是氣血不足、營養不良引起的，調理上以去寒散瘀、補足身體的氣血、養分為主。

・月經晚來、經血偏多

患者通常屬於氣虛、陽虛的體質，身體時常有動不動就「烏青」的現象，有時月經量多到像「血崩」，普遍有畏寒肢冷、少氣懶言的表現，這是典型的「氣不攝血」！

無論是哪一種類型，如果月經常常不規則，就要趕快找出原因、對證下藥。千萬不要「能忍則忍，一忍再忍」，撐到最後壞了身子，也耽誤到生育大事喔！

緊張兮兮的經前症候群

姊妹們在每次月經報到之前，是不是常出現頭痛、腹痛、腰痠、脾氣暴躁、多愁善感的症狀呢？

這些都是屬於經前症候群。

(1) 便祕、腹瀉

現代女性都有久坐、久站的不良習慣，逆流的經血更容易累積在骨盆腔內，造成腔室內各處的沾黏，而經血最常累積的位置，是在子宮和直腸的凹陷處（稱為「道格拉斯腔」），這裡是骨盆腔的最低點。

當沾黏情況越來越嚴重，導致子宮後傾，充斥在子宮、直腸陷凹處的瘀血，就會造成子宮與大腸、直腸沾黏，影響腸道功能。

這個現象在中醫裡面稱為「濕」和「瘀」，經血無法正常流通，形成「濕」，沾黏之後形成「瘀」，最後濕瘀互結，骨盆腔堵塞不通，腸道蠕動緩慢，造成便祕。

不過每當月經來潮，子宮收縮的時候，因為連帶牽動後方的腸子，加速腸道蠕動，反而會導致腹瀉。

另外，沾黏導致骨盆腔壓力增加，維繫子宮的繫膜和韌帶也會彈性疲乏，進而產生子宮下墜感，覺得肚子裡好像有個東西快掉出來一樣。

(2)水腫、腰痠、經痛

姊妹們可以想像一下，如果妳住的地方，左鄰右舍都是好厝邊，生活肯定舒適又愉快。反之，如果住在惡鄰居隔壁，三不五時受到打擾，心情和生活品質都會很差。經血沾黏導致經前症候群也是一樣的道理。

骨盆腔空間很小，裡面有膀胱、子宮、腸子、腰椎等等，一般正常的子宮是稍微「趴」在膀胱上，一旦經血沾黏嚴重，就容易造成子宮後傾（造成便祕）或前傾（造成頻尿），子宮周圍的鄰居（其他器官）都很容易受到影響。

經血沾黏的姊妹們，骨盆腔的循環也會很差，加上子宮內膜會吸收部分經血，久了之後逐漸增厚，就像有個障礙物堵在身體的下半部一樣。導致靜脈、淋巴回流不良，就會形成水腫（像是水腫型的蘿蔔腿，月經前就會明顯腫脹）、腰痠，甚至有一種鼠蹊部痠軟的感覺。

另外，在經血沾黏的情況下，每次子宮收縮時，就會拉扯到腰椎神經，進而形成腰痠、腰痛。

如果姊妹們生活習慣不佳，骨盆腔環境惡化，沾黏情況日益嚴重，月經期間下腹部就會痙攣，也就是所謂的經痛。嚴重者，連排卵的時候也會腹痛。

(3) 頭痛、頭暈

還有很多姊妹，生理期之前不一定有腹痛、腰痛的情況，反而是特別容易頭痛，這個問題其實也和沾黏有關係。

骨盆腔沾黏導致下半身的血液循環差，也會跟著影響上半身的循環，使得包含頭部在內的上半身很「空虛」，毫無防備能力，就很容易形成腦部瘀血。腦部的血液循環不佳，造成腦細胞缺氧、水腫而壓迫到神經，引起疼痛，就是所謂的經前頭痛了。

從中醫角度來說，這是血虛型的頭痛，但不代表患者貧血，只是血液流動有障礙。這就好像大家手頭上雖然都有一點錢，但因為景氣不好，不敢隨意拿出來消費，市場上金錢沒有流通，導致景氣循環又更差一樣。

(4) 情緒不穩、易長痘痘

有些姊妹在月經快來的時候，特別容易跟男友、老公吵架，或是聽到感人的故事，就跟著掉眼淚。

這些情緒化的表現，除了是受到荷爾蒙變化的影響，也是因為腦部的血液循環不佳，影響神經傳導物質的傳遞，容易出現低潮、焦躁、不由自主的發脾氣等「經前憂鬱」現象。這時候，就請貼心的男士們多多體諒囉！

另一方面，經血沾黏造成局部瘀阻，還會影響到皮膚代謝，使得毒素累積，最後以痘痘的形式表現出來（叫做「經前痤瘡」）。這就是為什麼很多姊妹在月經來潮之前，臉上（尤其是下巴）容易長痘痘的原因。

生理期保養三祕訣：保暖、降火氣、不運動

骨盆腔的循環是女性健康的關鍵，也是中醫婦科很重視的問題。姊妹們除了平時的保養，生理期的時候更要好好照顧自己，這裡提供大家一些月經期間的保養方法：

(1) 保暖

女性屬陰，天生就比較怕冷，尤其是生理期的時候，一定要保暖，避免受寒。飲食方面，忌吃冰涼以及屬於寒性的食物，包含：瓜類、筍類、菇類、金針、空心菜、白菜、白蘿蔔、人工豆類、各式飲料、冰品等。

應該多吃溫和的蔬果，像是A菜、菠菜、芥藍菜、高麗菜、茴香、地瓜葉、青花椰菜、紅菜、皇宮菜、青椒、杏菜、紅杏菜、紅蘿蔔、各種天然豆類，以及蘋果、芭樂、葡萄、小櫻桃、柳丁。

另外，還要常常熱敷小腹、頸項部，保持子宮的溫暖和全身血液循環的順暢。洗頭的時間最好不要超過晚上八點，洗後一定要吹乾，而且是頭皮也要全乾。晚上盡量避免外出，天冷出門時記得戴口罩、帽子、圍巾，避免感冒。

我要特別提醒的是，生理期的時候，女孩子的身體本來就比較虛弱，如果因為沒有保暖而反覆發生「經期感冒」，長期下來容易落下自體免疫疾病與不孕症的病根，形成「免疫型不孕」，姊妹們千萬不能輕忽。（詳情請見第159頁）

(2) 避免身體有火氣

火氣大就容易透支體力，消耗體內營養物質，引起感染、發炎，所以生理期應特別忌吃刺激性的飲食，包含燒烤、油炸、菸酒、過量的茶和咖啡等。

另外，**不要隨意吃補品，因為現代人普遍不缺乏營養**。加上現在天氣變化大，有時候就算節氣已經是立冬，卻可能出大太陽、飆高溫，這時候還吃薑母鴨、羊肉爐、燒酒雞，反而容易補過頭，引起燥熱、上火。

月經期間，盡量保持心情平穩、作息正常，避免緊張、壓力，尤其不能熬夜，否則很容易「灼傷津液、心火上炎」（類似現代醫學的「自律神經失調」）。

(3) 不運動

生理期的時候，身體比較虛弱，如果搬重出力，會加重體內瘀血形成，所以要盡量避免。**月經期間多休息，不要激烈運動**，尤其是會喘氣和流汗的運動，以免增加心臟負荷。還要避免會造成經血逆流的姿勢，比如：倒立、抬腿、某些瑜伽動作等。

溫經湯治療月經失調的ＬＭ小姐

現代女性的工作能力都很強，但也因此承受很大的工作壓力，對懷孕是很大的影響。

身為品管人員的ＬＭ小姐，工作經常輪班，不但作息不正常，有時甚至日夜顛倒，工作壓力也很大，常常搞到體力透支、用腦過度，加上飲食不忌口，特別喜歡吃冰冷的飲食。

就這樣，ＬＭ小姐的月經開始不規則，有時候三十天來一次，有時候四十天才來一次，自己都摸不著頭緒。ＬＭ小姐第一次來診間找我的時候，我就發現她的臉色很暗沉，看起來十分疲勞，診斷之下發現，明顯有氣血不足的現象。

ＬＭ小姐對我說，雖然工作繁忙，她還是很渴望生孩子。於是，我告訴她，要實現這個願望，當務之急就是調理身體，先讓月經週期恢復正常。

我除了替ＬＭ小姐開立溫經湯服用，也請她每天記錄基礎體溫，觀察每次月經週期的變化，以及是否排卵。剛開始，ＬＭ小姐雖然月經來潮，卻根本沒有排卵。調養之後，可以正常排卵，但高溫期仍然不夠穩定，而且體溫偏低，表示她體質偏寒。我提醒ＬＭ小姐少吃寒涼飲食，也提醒她多熱敷、做好保暖工作。

幸好經過一段時間的調理，ＬＭ小姐的月經就正常許多，趕快把握時機跟老公做人，肚子很快就傳出好消息。現在的她，已經是個「有子萬事足」的幸福媽媽囉！

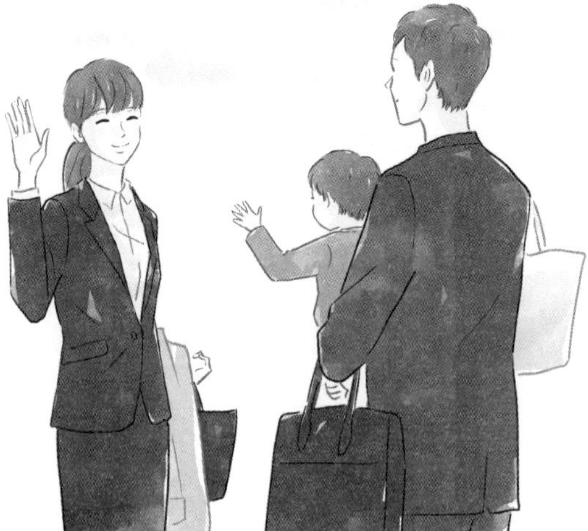

三　白帶：又濕又黏真糟糕，看到異性瞬間逃

中醫婦科分為「經、帶、胎、產」，其中的「帶」指的就是現代的「白帶」，可以反映女性的健康狀況。我在臨床上發現，**診所看診的姊妹們有白帶困擾的至少占了三分之一**，人數相當多。

白帶是什麼

陰道和子宮頸本來就有正常的分泌物，無色、無臭、無味，質地輕透、稀薄，可以幫助精子和卵子的結合，也能保持陰道口濕潤，具有保護的作用。**正常的分泌物只有在排卵期和月經來潮之前會大量出現**，平常並不會造成困擾。

不過，姊妹們若因熬夜、壓力等關係，身體抵抗力下降，分泌物就容易變得濃稠、發出類似臭酸的騷味。顏色也會從透明變成白色、黃色或綠色。這代表陰道或子宮頸受到感染，私密處會搔癢難耐，令人相當困擾。

常見的感染病菌有以下三種：

(1) 細菌性陰道炎

細菌性陰道炎是最常見的類型，患者因免疫力下降，陰道內好壞菌失衡、分泌物的酸鹼值被破壞，引起細菌感染。臨床上白帶分泌變多，且顏色偏黃、質地如鼻涕。

(2) 黴菌性陰道炎

臺灣氣候潮濕悶熱，空氣中常飄散著黴菌孢子，容易引發白色念珠菌感染。感染者常有陰道發癢、白帶呈現泡沫或凝結如起司狀。平常應保持私密處乾爽通風，少吃甜食，可飲用優酪乳維持陰道內菌種平衡，預防陰道長黴發炎。

(3) 陰道鞭毛滴蟲陰道炎

白帶顏色呈現黃綠色，味道很重，狀如泡泡，且帶有特殊魚腥味，多因不當性行為所引起。

由於陰道口跟泌尿道距離很近，陰道感染容易連帶造成尿道感染，出現頻尿、解尿疼痛、尿不乾淨的情況。如果細菌隨著陰道長驅直入，最後感染骨盆腔，形成「骨盆腔感染」，就會影響腔內的各個臟器，甚至引起腹腔炎等併發症。

更嚴重的是，骨盆腔每感染一次，就會提升不孕風險高達20%。另一方面，如果是在排卵期感染，身體的免疫系統可能會將精蟲視為外物，加以排斥，產生「殺精現象」，降低懷孕的機會。

反覆出現白帶問題，通常代表體質虛、濕氣重。打個比方，下雨的時候，外在環境充滿濕氣，會讓我們感到黏膩不適。同樣的，體內濕氣太重，就好像池塘的水沒有流動、排不出去，身體的代謝廢物也沒有出口，長期淤積在體內形成濕氣，久了身體也就「發霉」了！

中醫說的「經、帶、胎、產」，剛好也反映了女性疾病的進程：如果月經不順的問題沒有處理，就會影響白帶，進而影響懷胎、生育大事。

抓漏高手有八招

很多姊妹都有分泌物的困擾，也就是陰道、子宮頸感染造成的白帶異常，這些分泌物不只常把內褲弄得濕濕黏黏，還會發出酸臭的味道。白帶異常不只影響心情，如果長期置之不理，也有可能造成不孕。

除了透過中醫調理，姊妹們也要改善生活習慣，才能避免白帶異常反覆發生。以下提供八個保養原則：

(1) 避免久坐

長時間坐著不動，骨盆腔血液循環不好，體內廢物容易沉積在下體，無法排出，增加感染機會。

(2) 少吃生冷食物

包含生菜沙拉、瓜類、橘子、各式冰品等，容易降低身體的代謝能力，囤積廢物，血液循環也較差。

(3) 少吃乳製品

牛奶和其製品在中醫觀點屬於「痰濕」之物，不容易消化代謝，較不適合人體食用。尤其現在食安問題嚴重，乳製品容易有「添加物」的疑慮，建議減少攝取量。

(4) **少吃甜食**

過多的糖分會使身體處於酸性環境，有利於病菌滋生，所以一定要少喝含糖飲料、少吃甜點。

(5) **不可熬夜**

抵抗力弱就容易白帶異常，而抵抗力又跟作息有非常大的關係，所以千萬不要熬夜。

(6) **減少壓力**

工作壓力、情緒壓力、喜歡道人是非、論人長短，這些在中醫來講都是「耗氣傷神」的事情，對身體有許多負面影響，因此要學會釋放壓力、遠離八卦。

(7) 勿常常灌洗陰道

不必要的灌洗會破壞陰道環境的酸鹼平衡，讓陰道容易受到感染。

平常洗澡也不要過度清洗，否則容易讓陰部變得脆弱。

(8) 保持衛生

注重性行為的清潔衛生，月經期間也要勤換衛生棉，不建議使用棉條，以免讓陰道更加悶熱、不透氣，成為細菌的溫床。

白帶異常的時候，不少女孩子為求方便和快速，都會尋求西醫協助，透過吃藥或是使用塞劑來殺死細菌。針對情況嚴重的急性感染（例如：尿道炎、陰道炎、骨盆腔感染），西醫的效果明確迅速，可以快速緩解症狀，適合現代人的生活節奏。

不過，如果白帶異常的症狀頻繁出現，每次又只使用藥物或塞劑「鎮壓」，卻沒有從根本調理的話，白帶問題還是會反覆出現，甚至增加感染頻率，變成只要沒吃藥，老毛病就會犯。

因此，我會建議採用中西醫合併的方式治療，尤其是有長期白帶異常的姊妹們，可以透過中醫調養，比較能根據體質對症下藥，從問題的源頭著手治療，達到治本的作用。

當歸芍藥散治療白帶異常的Y小姐

Y小姐很喜歡小孩，婚後一直積極準備懷孕，想要當媽咪，無奈肚子始終沒有傳出好消息，於是來診所找我，希望我能幫她調理。

原來，Y小姐是罹患多囊性卵巢症候群，月經很不規則，加上工作壓力大，又不允許經常上廁所，結果反覆發生私密處感染，長期以來都有白帶異常的問題，令她相當困擾。

我向Y小姐解釋：「因為月經常常不來，骨盆腔的壓力慢慢增加，身體就會透過白帶的方式釋放部分壓力，造成下生殖道『酸鹼度環境』的改變，就很容易感染。」簡單來說，Y小姐的體質是「又濕又虛」！

中醫認為，脾胃是人體運化、調配養分之處，也是陰陽能量的來源，只有脾胃功能好，抵抗力才會好。所以，**針對體質虛弱，通常要從脾胃下手，提升抵抗力**，才能減少白帶問題。

我一方面利用當歸芍藥散幫助Y小姐去除濕氣、調整體質，一方面又請她畫基礎體溫表，掌握比較準確的排卵週期。在Y小姐的努力配合之下，過沒多久，她就興奮的跟我分享喜訊，生了一個可愛的男寶寶。

更棒的是，體質改善之後，Y小姐近期自然懷了第二胎，跟當初遲遲無法懷孕的樣子簡直「判若兩人」。這一次，Y小姐生的是漂亮的小公主，有子有女，人生真的是一個「好」字，很圓滿。

在此再次提醒各位女性朋友們，白帶問題一定要積極處理，不能置之不理，否則，長久下來可是會影響到懷孕的機會喔！

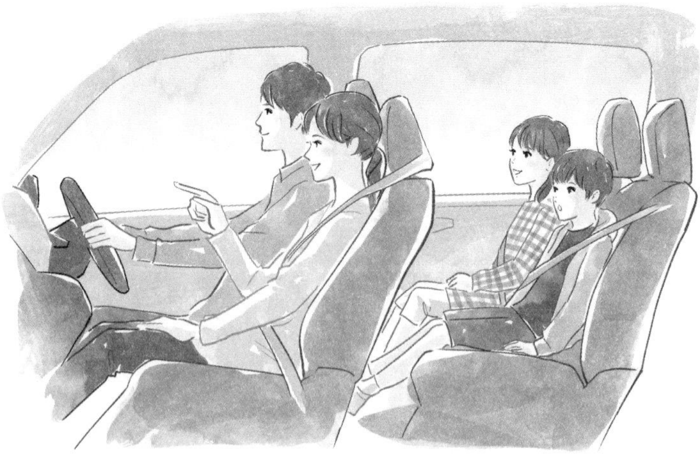

四　多囊性卵巢症候群：現代武則天的文明病

姊妹們都知道，月經不規則容易引起不孕症，而月經不順的原因有很多，其中，多囊性卵巢症候群（ＰＣＯＳ）絕對算是大宗。依照醫學統計來看，約有５％的女性有這個問題，而我自己的門診中，則高達30％的姊妹們都患有多囊性卵巢症候群。

多囊性卵巢症候群的症狀

(1)月經不順，常常月經遲到、週期過長。
(2)不是行經期的時候，會異常出血。
(3)像男生一樣體毛較多、皮膚油膩、易長痘痘。

(4)排卵異常，懷孕困難。

(5)肥胖（約有三分之二的患者體重過重，另外三分之一則是過瘦）。

多囊性卵巢症候群的原因

病因至今依然不是很明確，但最新的現代醫學研究顯示，和過量胰島素的產生有關，也就是所謂的**「胰島素阻抗作用」**，導致體內產生過多的雄性激素，影響到排卵期的穩定性，甚至根本不排卵。

多囊性症候群的患者當中，有三分之二的人屬於肥胖型的身材，有體重過重的問題。另有三分之一的人則是瘦長型身材，兩者的疾病原因和治療方法不太一樣。

錦衣玉食的楊貴妃型

如果以中醫的觀點來看，肥胖的人大多屬於濕瘀互結的體質，血液中的代謝廢物（中醫稱為痰濕）過多，靜脈回流就會不良，進而產生血瘀。

當痰濕過多，骨盆腔吸收瘀血的能力下降，逆流的經血會增加骨盆腔的壓力。卵巢、輸卵管、子宮周遭受到擠壓、變形，結果造成卵巢排卵功能不佳、子宮收縮不良、內膜形成與維持出現障礙，影響到受孕的成功率。

所以，**患有多囊性卵巢症候群，體型又偏於肥胖的姊妹們，戰勝不孕症最好的方法就是「減重」！**

我的臨床經驗是，只要減輕現在體重的5%，例如，60公斤減輕3公斤，變成57公斤，排卵障礙和月經週期紊亂恢復正常的機率，就會增加25%。

更振奮人心的是，如果能減輕現在體重的10%，自然懷孕的機會甚至可以增加一倍。所以，肥胖型的姊妹們，只要健康的減重，想當媽咪並不難喔！

深思熟慮的趙飛燕型

瘦長型身材的患者，大多有容易焦慮、壓力過大的問題，長期處於高壓環境，也可能產生胰島素阻抗作用，形成排卵障礙。

從中醫角度來說，身材瘦長的姊妹屬於五行中的「木行人」。古代醫書記載「木形之人，其為人，有才，勞心，少力，多憂，勞于事。」木形人較容易衍生出肝經系統的毛病。

中醫的「肝主疏發」，負責管理情緒方面的問題。如果一個人容易緊張、焦慮、動怒，就容易「肝鬱」，進而造成「氣滯」。

所謂的「氣滯」就是器官的生產和傳導功能出現障礙，排卵不正常就是其中一種。因此，瘦長型的姊妹們，應該適度抒解壓力、學習放鬆，別給自己太大的壓力喔！

無論是肥胖型還是瘦長型的患者，儘管致病的因素不同，但一樣都會造成多囊性卵巢症候群的排卵障礙。

所以中醫看病不講求病名，而是注重致病的原因。因為只要疾病產生的邏輯清楚，就可以開始個人化的中醫治療，這就是中醫「同病異治」的道理。

大柴胡湯治療多囊性卵巢症候群的Ｈ小姐

Ｈ小姐是個很乖巧的女孩，在知名的貴族學校擔任老師，從看診相處的過程中知道她人緣很好，是老公和同事間的開心果。或許是工作和個性都很單純的關係，Ｈ小姐看起來很像小朋友。

和老公結婚之後，一直沒有傳來懷孕的消息，Ｈ小姐在網路上看到網友的介紹，循線來到我的診所做不孕治療。Ｈ小姐告訴我，她有多囊性卵巢症候群，月經常常不準。

事實上，多囊性卵巢症候群患者的卵巢裡面，有很多不成熟的小囊泡，就好像戰國七雄各占一方，沒有一個可以獨霸稱王。由於沒有成熟的卵泡排出，子宮內膜就無法順利的增厚，導致月經週期拉長。

同時，也因為排卵週期的不定性，增加了算時間行房的困難。有時候我會想，不知道是不是老天爺另有安排，很多好女孩總是不容易懷孕。

認識我的姊妹都知道，我很重視生活習慣，所以每次看診，都會給患者一張飲食紀錄單，要求他們記錄每天三餐吃了哪些東西，H小姐也不例外。我第一次看到她寫的飲食記錄時，下巴差點掉下來，H小姐看起來像小朋友，沒想到飲食也像小朋友，超愛吃垃圾食物！

雖然H小姐不算很胖，但看起來肉肉的，臉上也總是有些惱人的痘痘，而且骨盆腔壓力過大，排便非常不順。再加上飲食不健康，我認為H小姐體內累積的毒素應該相當可觀，基礎體溫表的表現當然也不好。

前面我們提過，**治療身材偏胖的多囊性卵巢症候群患者，最有效的方法就是減重**。於是，我替H小姐埋線減重，並開了大柴胡湯調理體質，短短不到一個月，她的體重就減了5%，H小姐也覺得身體「活」了起來，不再有烏煙瘴氣的感覺。

大約八週之後，體重更減輕了原始體重的10%，她的基礎體溫表也開始出現神奇的轉變！從圖中可以發現，從六月的週期開始，高低溫的溫差變明顯了，排卵也成功了，只是高溫期的長度還不夠，溫度的起伏也不穩定，所以這個月還是沒有月經。

我鼓勵H小姐再接再厲，她自己也很認真配合治療，結果，療程開始十週之後，H小姐的體重減輕了原始體重的15％，等於從原本的61.4公斤減到52.1公斤，也在此時懷孕成功。後來，H小姐改吃水藥安胎到懷孕初期，現在已經產下可愛的小寶寶！

H小姐告訴我，雖然當初的目的是懷孕，但在減重過程中，不但身材曲線變得窈窕，下半身到小腿的部分，也輕盈到不行。原本手臂的毛囊角化症狀和臉上的青春痘，也都恢復正常，讓她非常開心！

治療不孕症和中醫醫美是我的專長，許多前來求助的姊妹們，最後都帶著滿意的笑容回去。因為在調理身心平衡的過程中，其他症狀也會一併解決，這就是中醫「全人醫學」的真諦，也是我堅持調養醫學的極致境界。

五　卵巢衰竭：令人傻眼的世界末日

我有許多患者，年紀只有三十歲左右，卻已經出現類似更年期的症狀，診斷之後發現，她們大多有「卵巢早衰」的問題，有些衰竭程度嚴重的姊妹，甚至還不到二十八歲就快要進入更年期。

「卵巢衰竭」就是卵巢提早老化、卵泡品質不佳、子宮內膜變薄，導致受精卵難以著床。**卵巢衰竭的患者大多有喜歡熬夜、壓力大、愛生氣、愛吃重口味的特徵**，具體的症狀包含：月經週期縮短、月經量減少、口乾舌燥、皮膚乾燥、煩躁易怒、熱潮紅等。

為什麼現代女性的卵巢衰竭速度這麼快呢？**睡眠不足就是最大的殺手**。我從多年的看診經驗中發現，長期熬夜、睡眠不足、睡眠品質不佳，很容易造成卵巢早衰，提升不孕症的機率。

尤其很多姊妹都喜歡熬夜追劇、網路購物，或是手機滑個不停，搞到

一、兩點才睡已經變成常態。大家都知道熬夜不好，卻沒有意識到嚴重性，很多姊妹都說：「隔天睡晚一點，或是假日再補眠不就好了嗎？」

其實，睡眠質量不只關乎精神好壞，更會影響姊妹們的卵巢健康，這是因為即使我們不休息，身體的生理時鐘依然在運作。

比如，負責代謝食物能量、清除老廢細胞、排除體內廢物的生長激素，在晚上十點到凌晨二點的時候分泌最旺盛，這是人體汰舊換新的黃金時段，身體卻沒有獲得充分休息，就像車子長期不保養一樣，卵巢也就這麼「拋錨」了！

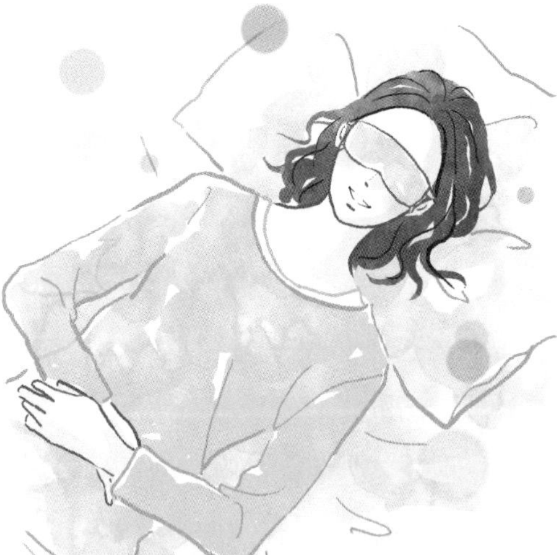

為了保持卵巢功能正常，姊妹們一定要改掉熬夜的習慣。用中醫的話來說，晚上是陰，白天是陽，在該睡的時間睡覺，陰陽才能調和，否則就會形成陰虛體質，發出卵巢早衰的警訊。

呼喚青春的七龍珠

卵巢衰竭是生育的大敵！現在有越來越多的姊妹，平常喜歡熬夜、缺乏運動、飲食不當，三十歲就出現卵巢早衰現象的比比皆是，我還遇過不到二十八歲的姊妹，卵巢衰竭的程度直逼更年期，生孩子相當辛苦。

所以，姊妹們一定要提早保養卵巢，從日常生活中保護卵巢健康，才能降低不孕症的風險！以下提供五個「養卵」的小祕訣：

(1) 天天喝綜合豆漿

建議適量補充富含植物性雌激素的食物，像是黃豆、黑豆、穀類、小麥、紫米、葵瓜子、洋蔥等。另外，每天都可以喝用黃豆、紅豆、黑豆這三種豆類打成的綜合豆漿，對女性特別有益，但豆漿不能當水喝，每天以不超過500ＣＣ為原則。

平常也可以補充滋陰的食物，像是黑木耳、白木耳、枸杞、海帶、海參、石花菜、秋葵、皇宮菜、地瓜、軟骨、蹄腱、豬腳等。

(2) 不熬夜且釋放壓力

再次提醒大家，熬夜、睡眠不足都是卵巢早衰的殺手，所以一定要改掉晚睡的壞習慣。睡前半小時避免上網、看電視、運動，以免大腦過度興奮，影響睡眠品質。

另外，放鬆身心也很重要，可以透過運動抒壓，包含快走、游泳、瑜伽都是很好的選擇。

(3) 補充維生素E、D

每天可以根據最大建議攝取量的一半，補充各種維生素，尤其是維生素E、D，不但能保護卵巢，還有很強的抗氧化作用，請適量補充。

(4) 每週一至二次性生活

性生活不只為了懷孕生子，**和諧的性關係更能讓姊妹們擁有良好的內分泌環境**，對於卵巢健康有幫助，建議保持每週一至二次愉悅的性生活。

(5) 減少食品添加劑和咖啡

飲食保持清淡，避免過多食品添加劑，建議還要少喝咖啡，可以保養卵巢、降低骨質疏鬆的風險。

當歸四逆湯治療卵巢早衰的ＨＳ小姐

大家都知道，年齡是懷孕生子的大敵。現代醫學研究顯示女性三十五歲的生育能力，只有二十五歲的一半，若等到四十歲才嘗試懷孕，辛苦程度可想而知。

許多西醫師就常遇到患者年紀較大而難以取卵的困境，即使讓姊妹們接受高劑量的荷爾蒙刺激，不斷接受人工、試管療程，效果也是差強人意。

不過，我從大量的臨床經驗發現，在適當的中醫調理之下，可以幫助患者「年輕」五歲左右，這對於四十歲的姊妹來說已經彌足珍貴，因為讓身體回到三十五歲的狀態，生育能力就可以提升許多，ＨＳ小姐就是一個成功案例。

已屆「不惑之年」的ＨＳ小姐從事操勞的科技業，經常輪班，生活作息不正常，熬夜晚睡是家常便飯。

多年下來，ＨＳ小姐出現嚴重的卵巢早衰，來找我看診的時候，已經有兩次試管失敗的經驗。卵巢衰竭之嚴重，更是到了一年內就會停經的程度，月經週期也比較亂，讓她非常緊張。

我安慰ＨＳ小姐：「我們一起努力，還是有機會的。」於是，我開了當歸四逆湯幫ＨＳ小姐調理體質，並囑咐她一定要改善作息和飲食。

經過三個月的悉心調養，加上ＨＳ小姐盡力配合，她的卵子果真「年輕」了不少，再回去找西醫師做第三次試管，很快就成功，現在已經生下一個健康寶貝，還

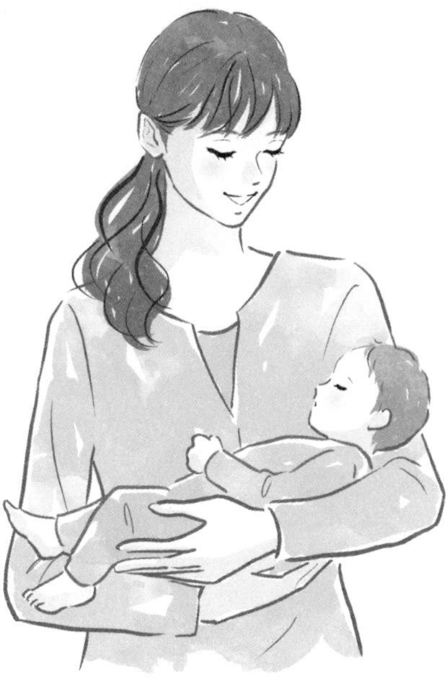

想再懷第二胎呢！

看到這裡，相信姊妹們都瞭解，中、西醫合併治療對患者真的有很多好處。建議多次人工受孕、試管療程失敗的姊妹，可以搭配中醫「回春」治療，配合西醫達到「一加一大於二」的效果，在求子之路上會走得更順遂喔！

第5章

女神好孕到，
從懷孕到坐月子的美好旅程

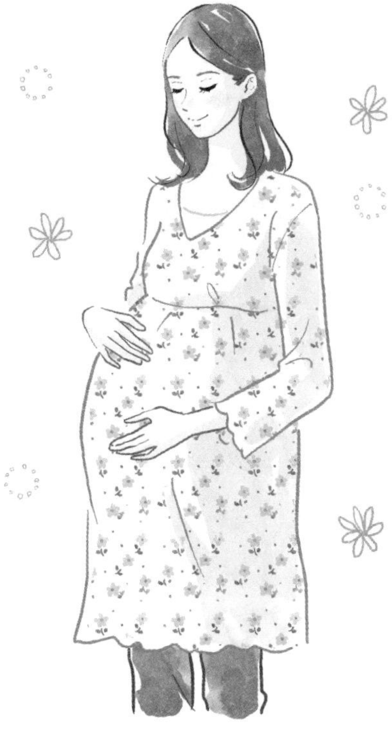

孕育下一代是一個美好的過程，從期待孩子的來臨，到懷孕、生產，坐月子，對女性來說，是一段從女人轉變成母親的歷程，更是一種心理的蛻變與成長。

期間也許會有一些障礙，但想到可以擁有一個從自己身體分離出來的生命，那種喜悅會讓人願意付出一切努力。

在這一段前往美好的旅程中，可能會有一些大大小小的阻礙橫亙在道路中央，就讓我來告訴妳，我們如何跨越障礙，讓這旅程更平順美好。

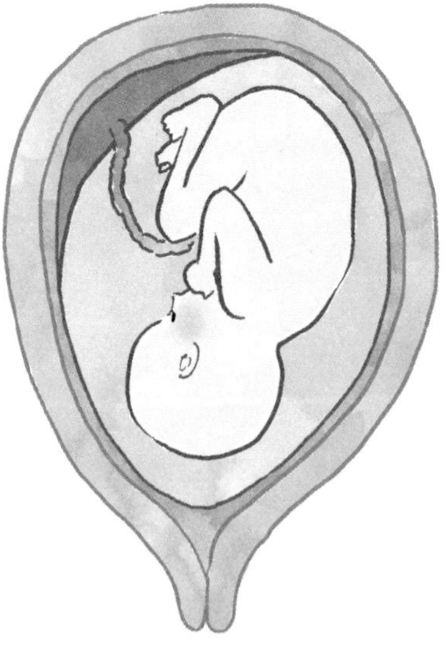

一 養出好孕體質：一切從觀察基礎體溫開始

我在臨床上，常遇到一些夫妻，看診時緊張的對我說：「張醫師，我們一直都有在『做人』，但怎麼這麼久了，還是沒有中獎？」

原來，這些患者之中，女方大多有卵巢早衰或經期紊亂的問題，不適用一般的安全期、危險期計算方法。因為抓不準排卵日，再加上排卵試紙的結果往往不夠準確，很多夫妻都沒有在正確的排卵期做功課，結果白忙一場。

其實，只要畫一張基礎體溫表，詳實記錄基礎體溫，很多問題都會迎刃而解。即使是目前還沒有懷孕計畫的姊妹，平常也可以記錄基礎體溫，藉此瞭解自己的排卵是否正常，如果提前發現疾病，也能提早治療，遠離不孕！

什麼是基礎體溫？

基礎體溫是早上睡醒後，躺在床上，身體在不受任何外在因素影響，也不做任何活動的情況之下（包含喝水、吃東西、上廁所），當下測量到的原始體溫。

測量基礎體溫有什麼功用？

排卵之前的體溫是相對低溫，我們可以根據這個特性，從基礎體溫表中找出實際的排卵日，在對的時間恩愛，增加做人成功的機會，也能預測是否懷孕，這對於分隔兩地、只有週末能見面的「假日夫妻」更是重要。

連續記錄三個月的基礎體溫之後，姊妹們還可以瞭解自己的月經週期，即使是生理期紊亂的人，也可以看出一定的規律性。

另外，如果基礎體溫表的曲線沒有明顯的起伏，表示沒有排卵，有可能是多囊性卵巢症候群在作祟，此時中醫師就可以對症下藥，配合調理，讓做人事半功倍。

如何測量基礎體溫？

準備一支女性基礎體溫計（電子體溫計，可以測到小數點以下第二位），放在睡醒時伸手可及的地方，同時調整睡眠習慣，每天盡量固定時間就寢和起床。

每天早上睡醒後，身體不要活動，將基礎溫度計放在舌下，含著測量五分鐘，再把數字記錄在基礎體溫表上。

如果有特殊情況時，可將事項記錄在備註欄裡面，例如：行經期、發燒、病痛、行房、配合西醫治療等。

基礎體溫表的曲線變化

- 月經來潮時，基礎體溫處於低溫期，體溫可從攝氏三十七度附近降至三十六點五度以下。
- 排卵期前夕，基礎體溫會突然驟降，低於原本的低溫基準線。
- 排卵後，基礎體溫會在二至三天內由三十六點五度以下，上升至三十七度附近，進入高溫期，並維持高溫至少超過十二至十四天。
- 隨著月經來潮，體溫會再度下降，如此反覆循環。

合格的基礎體溫曲線

- 低溫期穩定，低溫基準線的波動，在攝氏零點一到零點二度之間（二至四格）。
- 排卵後二至三天進入高溫期，高、低溫差距在攝氏零點四度到零點五度之間（八至十格）。

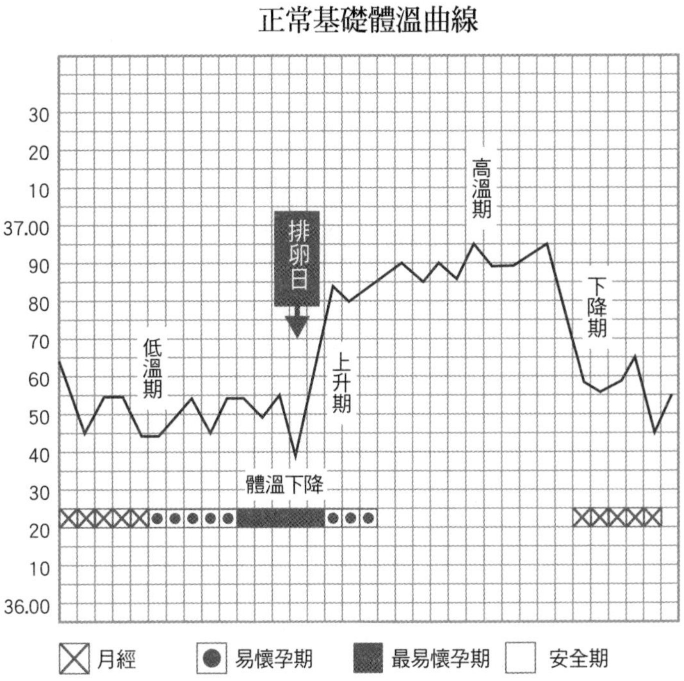
正常基礎體溫曲線
30
20
10
37.00
90
80
70
60
50
40
30
20
10
36.00
排卵日
高溫期
低溫期
上升期
下降期
體溫下降
月經
易懷孕期
最易懷孕期
安全期

・高溫期穩定，且長度夠，至少達到十二天。

基礎體溫表的曲線高高低低，乍看就像一張股票走勢圖。所以我常把懷孕生子比喻成投資股票，對姊妹們說：「治療不孕症就像買股票一樣，要觀察股市走勢圖，平時就要熟悉各種消息面，一出手就一定要賺到！」

使用基礎體溫表的注意事項

有了基礎體溫表，不但可以瞭解身體狀況，也能抓住「做人」時機點。不過，我要提醒姊妹們，**基礎體溫的表現，只要跟自己比較就好**，有進步就有機會成功，千萬不要因為目前的數值跟標準值差異太大，而灰心喪志，甚至未戰先降。

很多時候，我都會對患者說：「醫學上的機率其實沒有多大意義，那只是一個參考統計，關於生育，對妳來說，是全有全無律。」

別忘了，**不孕症治療的目的，是要讓有障礙的部分，恢復到可以生育**

的程度就行了，並不是要拿到一百分。以考試來比喻，懷孕不是「限額錄取」，成績只要及格就好，哪怕是六十分低空飛過，還不是一樣畢業！

只要改善生活習慣、正確治療，基礎體溫就會越來越漂亮，姊妹們不要給自己太大的壓力喔！

另一方面，同樣以股票來比喻，投資應該「買在低點，賣在高點」，而排卵期就是低點，這時候資金就要進入（行房）。

不過在排卵有問題的狀態下，很多時候的低點可能只是「相對低點」，所以我們要「分段布局」，資金不要一次投入，而是要分批承接低點。

我的建議是「做一休一」保留戰力，只要把握三十六至四十八小時內都有做功課，持續努力到體溫上升以後，重點是體溫上升前，資金一定要到位，這樣就很有機會懷孕喔！

二　逆轉不孕症，妳也做得到

送子鳥為什麼不來？

很多夫妻很喜歡小孩，可是婚後盼呀盼的，送子鳥就是不來，著實令人著急。不孕症的患者來找我看診時，常常問我一個問題：「張醫師，你看我是不是內分泌失調呀？」

的確，內分泌失調是現代人常見的不孕原因，而且，我發覺現代女性的內分泌問題主要與體內荷爾蒙紊亂有關。那麼，荷爾蒙在我們體內如何發揮作用？為什麼會影響懷孕呢？

大家可以想像，我們體內有很多種荷爾蒙，各有各的作用，誰也不能取代誰。而每一種荷爾蒙又有其相對應的接受器，兩者必須互相結合，才能開啟一連串的生化反應，進而維持身體功能的順暢，這種關係就好像「**鑰匙和鎖**」一樣。

當我們血液中的代謝廢物增多時，會阻礙荷爾蒙和接受器的結合，就好像鑰匙孔被灰塵堵塞了一樣，鑰匙插不進去，鎖頭自然打不開，後續的

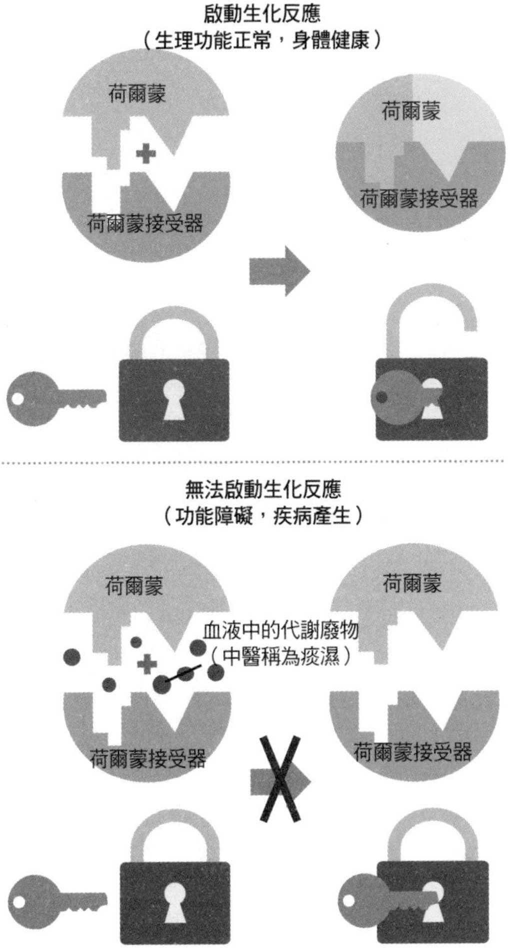

生化反應無法運作，身體功能就會出現障礙。因此，即使我們體內的荷爾蒙產量或濃度足夠，如果血液循環不佳，還是會影響生殖功能。

如此說來，血液中的代謝廢物就是一種內分泌干擾因子。從中醫角度來說，濃度低的代謝廢物稱為「濕」，濃度高的稱為「痰」，當這些痰濕之物累積到一定的量，進而影響身體運作時，中醫稱為「痰瘀互結」，疾病也就這麼產生了。

中醫古書上說「久病必有瘀」、「怪病責之於痰」，就是這個意思。

說到這裡，相信很多姊妹想問我：「張醫師，為什麼血液裡會有這麼多代謝廢物呢？」我認為這與現代人的飲食息息相關。

受到西方文化的影響，我們經常攝取過量的肉類、牛奶、乳製品（奶油、起司、優格等），這類食物吃太多，運動量又不足，容易形成代謝廢物淤積在體內。

過量的膽固醇就是常見的代謝廢物，而膽固醇又是組成荷爾蒙的前驅物，過量時會導致女性體內荷爾蒙的運作異常。

另外，現代人習慣吃加工食品，長期把人工反式脂肪、人工色素、人工香料、高果糖玉米糖漿、麩胺酸鈉（味精）、防腐劑等添加物統統吃下肚。非天然的食品成分就這樣一點一滴污染我們血液，吃掉我們的健康。

長期的飲食不良造成荷爾蒙紊亂或失調，就會加重不孕的情況，姊妹們遲遲等不到送子鳥，往往就是這個原因。

曾經擁有也要天長地久：習慣性流產

在懷孕二十週以內流產超過三次，就稱為「習慣性流產」。習慣性流產的原因很多，比較常見的是「子宮虛寒」和「免疫型不孕症」這兩種，現在我就來跟姊妹們好好解釋一番。

(1) 子宮虛寒

子宮虛寒的姊妹當中，有許多人其實是「上熱下寒」的體質，也就是上半身燥熱，下半身（子宮）卻很虛寒，為什麼會這樣呢？

從人體結構來看，我們身體的上半部，主要是與維持生命相關的臟器（比如：心臟、腦部），下半身則是與生殖能力有關的構造（比如：子宮、卵巢）。

我們器官的運作有賴充足的荷爾蒙，其中有負責維持生命相關的荷爾

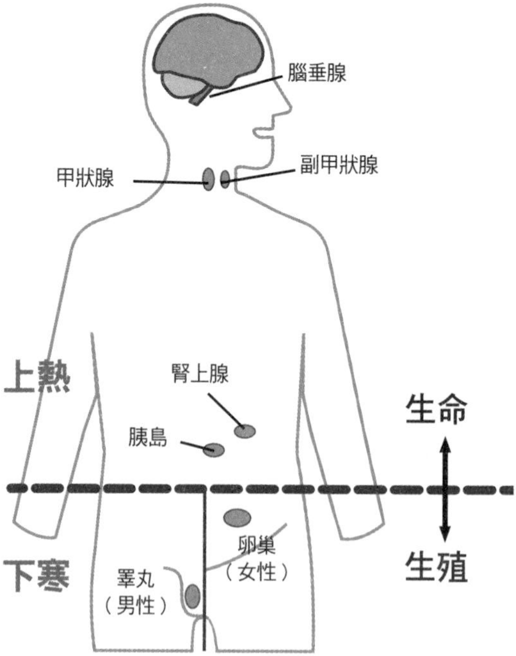

蒙，也有負責維持生殖能力的荷爾蒙。如果姊妹們長期處於身體疲勞、壓力過大、飲食不當等情況下，身體為了「活下去」，就會犧牲下半身的生殖功能，將所剩的精力都拿來維持生命。

這時候，生命自救的結果，便會形成上半身化火（上熱），下半身虛弱（下寒）的特殊情形。

還有一些姊妹是因為屬於「血瘀」的體質，全身循環不良，導致有效血流量無法充分補給全身各個器官，這時候血液循環會以上半身的維生器官為優先，生殖器官就被犧牲，同樣會形成上熱下寒的體質。

•子宮寒冷導致流產

我在臨床上常被姊妹們詢問：「張醫師，你看我的子宮是不是有比較冷呀？」無論是上熱下寒的體質，或是單純的子宮寒冷，很多不孕症的問題都和這個「寒」字有關，也是很多姊妹好不容易懷孕卻又流產的原因。

我常對患者說，懷孕的過程就好像種樹，種子要萌發成幼苗，除了灌溉土壤，天候的變化也是關鍵。子宮虛寒的姊妹，受精卵不易著床，就像是氣溫驟降對植物造成寒害，百草不生，幼苗自然也就無法開花、結果了。

舉個簡單的例子，姊妹們想想看，冬天寒流來的時候，什麼餐廳的生意最好呢？相信大家都會異口同聲的說：「火鍋店！」沒錯，人們到了冬天都喜歡吃熱呼呼食物，很少人會特地去吃冰淇淋。

相同的道理，假設我們將女性的「子宮」比喻成一間「餐廳」，「寶寶」像是「客人」，如果這個餐廳的「空調」出了問題，賣的又是「生冷料理」，冬天冷氣團一報到，「客人」一定就跑掉！

至於子宮寒冷的原因，包含平常嗜吃冰冷食物、月子或小月子沒做好、穿著不保暖、常自行隨意服用消炎止痛的藥物等。

透過日常保養與中醫調理，在懷孕之前讓讓子宮變成一個溫暖、舒適的地方。我相信：「子宮」哪顧好，「人客」就抹走！（子宮照顧好，客人就不會走。）

(2) 免疫型不孕症

醫學統計發現，習慣性流產的患者再次流產的機率高達60%以上，很多姊妹一再流產，自信心深受打擊，最後經過風濕免疫科的檢查，才發現原來自己罹患了自體免疫疾病，像是甲狀腺功能異常、類風溼性關節炎、紅斑性狼瘡等，因而影響生育。

正常的自體免疫系統會對抗病菌等外來的入侵者，但如果自體免疫系統出現異常，就會變得「敵我不分」，開始攻擊自己的身體。

自體免疫疾病的患者，體內會產生不正常的抗體，造成凝血功能異常，進而產生血栓。姊妹們懷孕之後，胎盤的血管就容易堵塞而失去功能，胎兒無法獲得氧氣和養分，最終導致流產。

・常見的自體免疫疾病

紅斑性狼瘡（SLE）

症狀包含不明原因的發燒、起紅疹、掉髮、肌肉痠痛、食慾不振等，變化性很大，通常需要接受「抗核抗體」（ANA）的檢測才能確診。用藥方面，西醫主要使用類固醇或免疫抑制劑（比如：奎寧）治療。

抗磷脂質抗體症候群（APS）

磷脂質是細胞膜的成分，當體內產生不正常的抗體，就會阻礙磷脂質的功能，導致血液容易凝結，也可能造成受精卵著床失敗或是胎兒發育不全。患者需接受「抗磷脂質抗體」（APS）的檢測，治療上常用阿斯匹靈、肝素、免疫球蛋白等藥物。

甲狀腺功能異常

因自體免疫系統異常，產生不正常的甲狀腺抗體，造成甲狀腺功能低下。檢驗項目包含甲狀腺過氧化酶抗體（Anti-TPO），甲狀腺球蛋白抗體（ATA）、甲狀腺激素T_3、T_4，以及 Protein C、Protein S、D-D dimer 等抗凝血因子的數值。

我的患者中，有不少這類型的姊妹，她們常常問我：「張醫師，為什麼我的免疫力失調，甚至還罹患自體免疫疾病呢？」

・免疫力失調的原因

我從多年的臨床觀察發現，免疫力失調往往是長期輕忽「感冒」造成的。現代人生活繁忙，感冒時只吃成藥應付，症狀稍微減輕後，就繼續工作操勞，身體缺乏足夠的休息，還來不及復原又繼續耗損。

從中醫來看，感冒就是「中風」（中了風邪），而「風」是百病之長，它會開啟經絡的門戶，將外界的寒、熱等邪氣帶入體內。此時，身體會啟動免疫機制對抗外邪，但若我們長期休息不足，免疫系統也會跟著受損，為了繼續維持防護功能，身體就會透支，並產生「火氣」來應付眼前的緊急狀況。

不過，這個「火氣」是犧牲免疫力平衡換來的，而且**身體長期有火氣，其實就是免疫系統一天到晚都在打仗，遲早會崩壞**，最後變成只要受到一點刺激就火力全開，不分敵我統統消滅。長期下來，免疫力失衡，最終就形成容易生病、過敏的體質。

除了一般感冒，月經期間的感冒，影響又更大。生理期的時候，女孩子的身體本來就比較虛弱，但很多姊妹感冒時都沒有好好休息，而且經期一結束，就馬上恢復吃生冷食物等壞習慣，結果下次月經來潮又感冒。

如果「經期感冒」反覆發生，長期下來容易落下自體免疫疾病與不孕症的病根，形成免疫型不孕與習慣性流產，姊妹們千萬不能輕忽喔！

男人不敢面對的現實：男性不孕症

我從臨床經驗發現，女性不孕症大多與飲食有關，而和男性不孕症相關的是3C產品、環境賀爾蒙，與雙方都有關的則是壓力。不孕症不再是女性的專利，很多男士們的精蟲數量和品質都不及格，**男女不孕症的比例差不多各占一半。**

(1) 男性不孕症的類型

我歸納這幾年的看診經驗，發現不孕症的男性大致可以分成「宅男型」和「爆肝型」兩種，共同點是心理壓力大，肚子也很大。

- 宅男型

這類型的患者性情溫順，對老婆言聽計從，不習慣表達自己的感受，心情不好、工作受挫都不會說出口，只會透過滑手機、玩電腦、打電動來抒發壓力，變成所謂的宅男，個性壓抑、不愛運動。

・爆肝型

這一類的患者大多是業務人員或電腦工程師，工時長、壓力大、常加班，飲食也跟著不正常，因為交際應酬，吃得更不健康。他們每天過著爆肝生活，累得回家只想倒頭大睡。

生活習慣不良，導致宅男型和爆肝型的男人，幾乎都有一個啤酒肚，表示內臟脂肪太多，而「肥胖」往往就是男性不孕的元凶。從中醫角度來說，內臟脂肪過多會導致毒素生成，進而加速老化，並造成精子品質下降、性功能不良等生育問題。

(2) 脂肪過多的不良影響

如果單純從脂肪的特性來看，過多的脂肪對男人有以下兩大影響：

・堵塞血管，器官養分不足

過量的脂肪容易堵塞血管，使得載有氧氣和營養物質的血流，無法順利到達身體的各個臟器，器官也就無法獲得充足的養分。對男性來說，就容易出現勃起障礙、行房不持久等困擾。

血管就像是一條條的道路，而各個臟器就像是一座座的城市，如果血流無法充分流通到重要的器官，這些器官的健康狀況肯定不會好，這就跟城市缺乏人潮就不會繁榮的道理是一樣的。

・容易疲勞，性行為不順利

脂肪太多，還會造成腎上腺素增加，使身體隨時隨地處於要應付危急情況的備戰狀態，細胞容易提早受損、失去功能。人體因此提前老化、容易疲勞，自然「性」趣缺缺，或是在行房過程中感到力不從心。

看到這裡，相信大家都理解「肥胖」對男性生育能力的傷害了，這也是我為什麼很強調男生應該加強核心肌群鍛鍊的原因。中醫又如何治療男性不孕症呢？

(3) 中醫如何治療男性不孕症

男性不孕症的切入點，主要在中醫的「肝」和「腎」。中醫的「腎」指是精蟲製造的能力，像是：精蟲數目、精液容量、精蟲的型態、性慾能否激發。

中醫的「肝」則和精蟲運送的過程相關，例如：精蟲的活動力、液化時間、甚至和勃起、射精是否順利也有關係。男性朋友一樣可以接受中藥調理，提升精蟲品質、改善性功能障礙喔！

・正常精液的標準

至於怎樣的精子品質才算是及格呢？世界衛生組織（WHO）針對精液標準提出以下參考數值：（二〇一〇年發布）

- **精液量**：1.5CC以上
- **精子量**：一千五百萬隻以上
- **精子存活性**：75％以上是活的
- **精子活動力**：50％以上屬於A級和B級
- **精子型態**：15％以上為正常外型

有不孕困擾的男人，通常都有精子數量不足、活動力不足，或是精子型態不健全的問題，本該長得像活力十足的小蝌蚪，卻變成斷頭、斷尾的老弱殘兵，難以衝破卵子表面的城牆，大大降低受精機會。

值得一提的是，由於傳統社會觀感和男性雄風的心態作祟，很多男人都認為問題是出在老婆身上，總是等到我幫求診的姊妹們調整好體質，西醫也檢查不出問題的狀況下，才會懷疑到自身上來！

我在這裡想大聲疾呼：「不孕不代表性能力差」、「精蟲不佳不表示陽萎」，男士們不必礙於面子而不願意檢查，而且男生的精蟲檢查不用受罪，過程簡單、迅速，是愛護老婆的最佳表現喔！

順帶一提，男人身材太胖，行房比較累，就會轉而投向「神祕的D槽」，覺得靠自己解決比較快，電腦裡「三宮六院」之豐富，都不想碰真正的老婆了呢！

所以，家有胖老公的姊妹們，趕快帶著老公一起去運動吧！

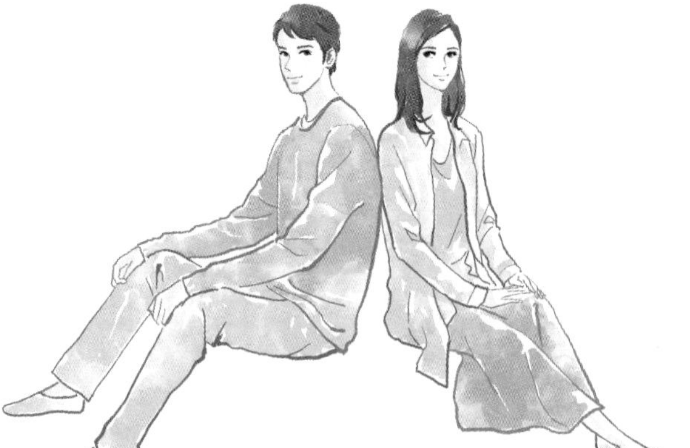

中醫是怎麼幫助懷孕的？

(1) 中醫參考哪些西醫數據

「望、聞、問、切」四診，是中醫最基本的看診流程，但如果是不孕症的患者，我還會請姊妹們提供西醫的檢查報告，讓我更瞭解姊妹們目前的身體狀況，以便規劃個人的治療方式。

一般來說，我需要參考姊妹們的**血液荷爾蒙數值**，察看荷爾蒙不正常是因為年紀太大、緊張壓力，還是藥物的副作用影響。子宮超音波也很重要，可以顯示出有沒有器質性的問題，像是子宮內膜異位症、子宮肌瘤、巧克力囊腫等。

卵子品質的檢測也是關鍵，像是輸卵管攝影、卵子庫存量，都是很好的參考資料。有些患者進入生殖醫學的療程後，還會將受精卵的染色體拿去做基因檢驗，這也是中醫配合西醫治療的時候，需要知道的資訊。

另外，假如姊妹們曾經在其他地方看過中醫，不妨也將過去的藥單帶來，提供中醫師參考。中醫博大精深，有不同的流派，每位中醫師的治療方法不盡相同，如果以前服用的中藥幫助不大，可能就是體質不適合。若現在的中醫師瞭解患者的治療歷史，下藥就能更精準。

(2) 中醫助孕的方法與優勢

一般來說，不孕症患者會在以下三個時機點，來尋求中醫治療：

- 做過西醫檢查和不孕症治療，但成效不彰，仍然無法懷孕。
- 做過西醫檢查和必要的治療（如：巧克力囊腫手術）之後，想透過中醫調理，自然懷孕。
- 做過西醫檢查，沒有問題，但想及早透過中醫調理，增加未來懷孕機率。

多數患者來找我的時候，都是第一種和第二種情況，尤其有很多辛苦的姊妹，已經嘗試各種西醫療程，包含基礎的荷爾蒙療法（服用排卵藥、雌激素、黃體素）、人工生殖，甚至做到試管嬰兒，肚子還是沒有好消息，或是經歷多次流產。

這種時候，姊妹們可以選擇單獨接受中醫治療，幫助自然懷孕，也可以一邊進行西醫療程，一邊接受中醫調理，兩者同時進行。

很多患者和西醫師朋友擔心「同時服用中藥和西藥，不會衝突嗎？中藥不會影響西醫的療效嗎？」

其實，中醫和西醫在不孕症的治療邏輯上，是完全不一樣的，就讓我慢慢解說給大家聽。

(3) 中醫不用荷爾蒙藥物

首先，西醫治療不孕症，主要使用荷爾蒙藥物，但同一種藥物很難適用於每一個人。這就像有些時候，我們跟著網友、部落客的推薦，去吃一間廣受好評的餐廳，親自品嚐之後，卻可能覺得食物索然無味，甚至超級難吃的道理是一樣的。

每個人喜歡的口味不同，對「美味」的定義不同，**就像每個人的體質都不一樣，適合的藥物當然也不盡相同。**西醫的荷爾蒙藥物確實有一定的效果，但不是對每個姊妹的體質都有幫助，所以有些患者才會不斷的治療失敗。

另外，很多不孕症的姊妹，**身體機能都很差，根本無法有效利用荷爾蒙**，才會經過多次治療還是失敗，甚至用了高劑量的荷爾蒙後仍不見效。簡單說，身體如果不好，對荷爾蒙藥物自然也不會有好的反應，這就是癥結所在。

中醫也有荷爾蒙藥物，但效果不如西藥，而且，來找我看診的姊妹，大多有西醫治療的經驗，如果西醫的荷爾蒙對她們都沒有效果的話，使用中醫的荷爾蒙恐怕也是成效不彰。

所以，我在治療不孕症的時候，不會使用荷爾蒙藥物，而是在「個人化」用藥的前提之下，著重於改善姊妹們的體質，幫助身體回復健康狀態，這樣就能增加西醫荷爾蒙的藥效，增加成功受孕的機會。

(4) 個人化用藥改善體質

前面提到，同一種荷爾蒙藥物不適用於每個人，可見中醫非常重視體質的差異。中醫有一個特色是「**同病異治，異病同治**」，意思是相同的疾病，治療方法可能不同，而不一樣的疾病，治療方法卻可能是一樣的。

中醫講求中庸之道，體質有缺損、不足的地方，就加以補充、加強，若是體內有太多耗損健康的不良物質，就把這些多餘的東西拿掉，這就是「**損有餘而補不足**」。只要身體達到平衡狀態，就會健康。

打個比方，我們生病的時候，有可能只是感冒，但也有可能是癌症，同樣是生病，但差別卻有嚴重程度的不同。這時候，中醫的治療不能只針對感冒或癌症來治療，而是要從改善病人的體質加以調整，只要使用的藥物適合患者的體質，就會有效果。

不孕症的治療也是一樣，我會根據每個姊妹不同的體質，給予不同的中藥調理，但最終目的都是讓身體達到平衡、找回正面能量，懷孕就會容易很多。

利用這樣的調理方式成功懷上大寶之後，未來就更容易自然懷上二寶了。說一句開玩笑的話：簡直是「不產則已，一產驚

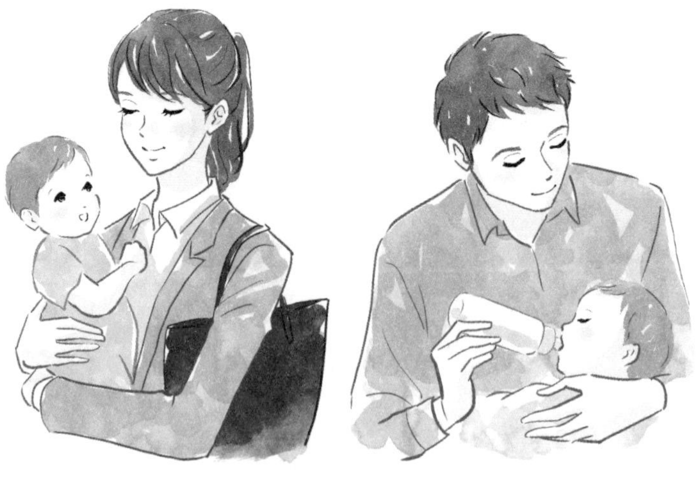

人」，我有很多患者都有相同的經驗，甚至有一位姊妹，來找我調理不孕症，生下第一胎之後，幾年之內又自然懷了三胎呢！

(5) 身體回春增加受孕機率

除了「平衡」之外，「能量」也是中醫很重要的概念。什麼是能量呢？當我們接觸每個東西的時候，都會產生一些感受，有些東西感覺很冰冷，有些東西卻帶來溫暖，這就是不同的能量。

中藥來自於大自然，是帶有能量的天然植物，也有寒、熱、溫、涼之分，身體接觸不同的中藥，會產生不同的能量，只要針對個人體質對症下藥，產生正面能量，身體就會變得年輕，適合生育。

想像一下，大家有聽過十八歲、二十歲的年輕人不孕的嗎？幾乎沒有。在那個年紀，姊妹們可能剛開始交男朋友，反而還會很擔心意外懷孕呢！所謂「年輕就是本錢」，年輕的時候身體的營養充足、能量充沛，懷孕是一件很簡單的事情。

但三、四十歲之後，身體逐漸老化，懷孕也變得困難，三十五歲的生育能力更只有二十五歲的一半。**雖然我們的實際年齡沒辦法回到二十歲，卻可以在中藥的調理之下，降低身體年齡，懷孕成功的機會就大得多。**

比如，身體年齡若從四十歲變成三十五歲，雖然不是特別年輕，但已經可以大幅提高受孕機率，這就是中醫生殖調理的一大優勢。

整體來說，西醫偏向利用手術和荷爾蒙藥物改變人體狀態，**而中醫擅長從體質的根本調養，使身體恢復到比較年輕、健康的狀況。**

由此可見，中、西醫對不孕症的治療方式是完全不一樣的。所以，只要中醫師是以專業的中醫理論來辯證論治，西醫朋友和姊妹們就不用擔心中藥的介入會跟西藥產生交互作用。

事實上，許多研究報告和我多年的臨床經驗都顯示，中、西醫療程的互相配合，不但不會彼此影響，反而還會有「一加一大於二」的加成效果，對患者有很多好處。

如果姊妹們有體質上的不足，或是多次人工生殖、試管療程失敗的經驗，我建議不妨配合中醫生殖調理，往往會出現意想不到的好孕驚喜！

中醫的房中術

(1) 擇期不如撞日——別用排卵期控制老公

現代人普遍晚婚，很多夫妻又喜歡先享受幾年兩人世界，等到想要生兒育女的時候，才發現「年事已高」，在時間的壓力下，不得不變成計畫性的生育。

從此以後，女生忙著計算排卵期、排卵日，只願意在特定日子才和老公「做功課」，這就像玩俄羅斯輪盤一樣，下一點點賭注，就希望中大獎，這個觀念是不對的。

如此一來，原本浪漫的房事就變成按表操課的例行公事，男生很容易覺得自己只是生孩子的「工具人」，越來越提不起性趣，回家也感受不到溫暖，態度自然越來越冷淡；而女生每個月「機關算盡」，還是做人失敗，壓力也越來越大。

其實，孩子本來就是「愛的結晶」，是男女雙方兩情相悅、互相恩愛以後，自然產生的結果，當然不是「計算」來的。再說，人體不是機器，沒辦法完全按照固定的時間、流程運作，身體狀況會隨著情緒、壓力、環境而變化，像是心情不好就可能延遲排卵。

為了開導不斷計畫失敗的患者，有時候我會開玩笑地說：「如果老公某天送老婆一個漂亮的包包，說不定老婆那天就排卵啦！」雖然說笑的成分居多，但我想強調的是，面對不孕症應該放輕鬆，給彼此太多的壓力反而會越弄越糟。

所謂「擇期不如撞日」、「人算不如天算」，不要為了生孩子才恩愛，這樣夫妻感情才會融洽，寶寶才能早日報到！

(2) 男人夠MAN才好生——別打壓老公的男子氣概

其實，每當夫妻一起找我看診時，我從他們的互動模式，大概就能猜出不孕的癥結點。近年來，女性意識高漲，我發現有些姊妹對待老公的態度，常常是頤指氣使，而她們的老公則事事以老婆

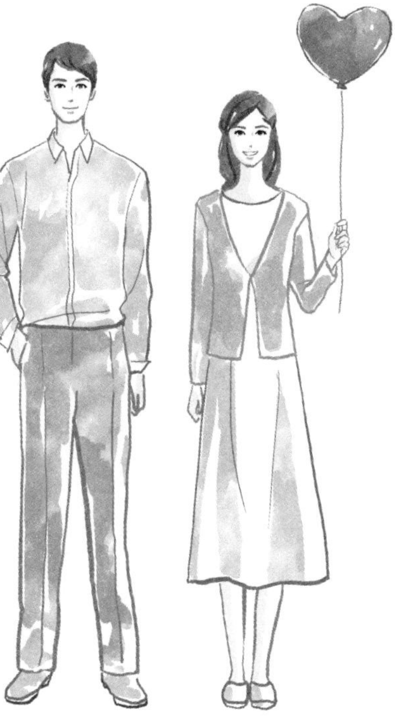

大人的意見為主。

即使男生表面上沒說什麼，但實際上是在壓抑自己的情緒，久而久之會破壞夫妻感情，又怎麼能互相合作生小孩呢？

雖然現在是男女平等的時代，不過單純從演化學的角度來說，兩性還是有一些與生俱來的特質，**如果長期處於「女強男弱」的夫妻關係，老公就很難發揮原始的男性雄風，對助孕來說並不是好事。**

因為男性荷爾蒙「睪固酮」的關係，雄性動物都帶有主動、強勢、喜歡攻擊、征服、控制、好面子的天性，男人也不例外，姊妹們不妨將計就計，順著男性的原始特質與他們相處，讓懷孕更簡單。

別誤會喔！我不是要姊妹們忍氣吞聲，而是可以對老公多一分體諒和貼心，比如：替他們保留顏面，避免在外人面前取笑、批評、嫌棄他們，不然很容易傷及老公的自尊和夫妻感情。

相反的，女性大多有溫柔婉約的特質，姊妹們不妨拿出少女時期嬌柔、可愛的樣子，在老公面前撒撒嬌、甜言蜜語一番，對夫妻感情增溫很有幫助呢！

(3) 幫老公重振雄風——增進夫妻情趣的祕訣

如果老公常常以忙碌、疲勞為藉口，對房事性趣缺缺，下班回家後只會躺在沙發上看電視、滑手機，姊妹們不妨按照以下方法，就能激發老公的男子氣概，幫助他重振雄風，懷孕生子更順利！

- **適度打扮、變換造型**

韓星宋仲基在《太陽的後裔》劇中有一句經典臺詞：「保護美女、老人和小孩，是我的原則。」**男人確實喜歡年輕、漂亮的女性，是視覺系的動物。**

但這不代表姊妹們一定要長得美若天仙，只要來點跟平常不一樣的打扮，改變一下造型，就能讓老公耳目一新，感覺到熊熊烈火，下一秒就想撲倒妳！

・替老公留面子，增加自信心

多數男人都非常愛面子，比較不會把內心脆弱的一面表現出來，但其實他們也很需要肯定和鼓勵。所以，姊妹們別忘了常常稱讚老公，增加他的自信，尤其不要在公共場合講老公的糗事，或是把老公的工作、薪水、能力、身材等拿來與其他人比較，以免影響他的男子氣概。

・親自下廚，展現女性特質

每個人小時候都是從母親身上獲得溫飽，而這個「母親」的女性形象更是深植男人心中，所以姊妹們不妨常常下廚，親手做菜給老公吃，這會讓男人覺得幸福無比！如果沒時間煮飯，可以買外食回家，但別忘了與老公一起享用、閒話家常，讓男人有「家」的感覺。說不定吃完飯以後，老公就迫不及待想恩愛囉！

(4) 向童顏帥大叔看齊——注重身材與生活品質

男人要夠ＭＡＮ，除了需要老婆的尊重與體貼，我們男性朋友也要男兒當自強！怎麼說呢？我發現，很多男士結婚之後，生活態度越來越消極，下班回家只想當沙發馬鈴薯，懶得運動，也不注重外表。

結果，婚後的男人，一個一個越來越「歪」，每個人都挺著大大的啤酒肚，身材整個大走鐘。不只

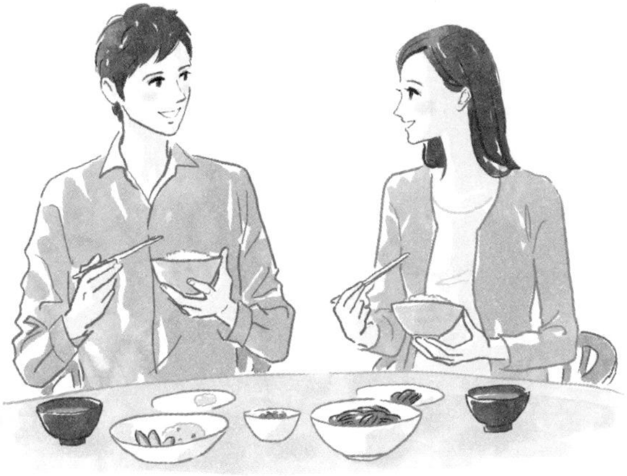

這樣，很多男性朋友也不像年輕時重視衣著打扮，常常是隨便穿一件T恤、短褲，再配個夾腳拖就出門，變成一個不修邊幅的大叔！

同樣身為已婚男性同胞，我得特別提醒大家，婚後的我們也是需要保持魅力的喔！怎樣算是有魅力呢？紅極一時的韓劇《來自星星的你》當中，男主角「都敏俊教授」就是一個很好的示範。

我把都敏俊教授稱為「童顏老骨的帥大叔」，劇中他的年紀其實很大，卻是一個風度翩翩、氣質優雅、內斂穩重，而且飽讀詩書的紳士，無論是外表還是內在都經營得很好，自然散發出一股迷人的魅力特質，難怪迷倒一大票粉絲！

建議男性朋友們，婚後也要好好打理外在，除了基本的乾淨整齊、衣著得體，還要保持理想的身材，別讓自己還沒到大叔的年紀，卻有大叔的身材。否則，不只老婆性趣缺缺，自己也會覺得自慚形穢呢！（肥胖對男性生殖能力的影響，請見第165頁）

另外，維持良好的生活品質，比如：重視飲食健康、陶冶文藝性情、美化居家環境等，也是讓自己更有「質感」的好方法。這麼做會讓你更有氣質，舉手投足間散發帥氣的男性特質，讓老婆重新愛上你。經營夫妻感情，男士們不妨就從維持自己的吸引力開始吧！

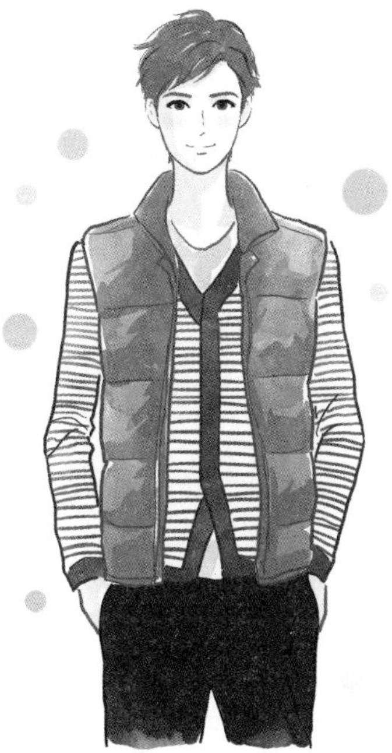

(5) 美妙的性關係──夫妻一起吹「小陶笛」吧！

前面我們聊了很多促進夫妻感情和男性雄風的方法，至於夫妻在「做功課」的時候，有沒有增加性刺激的小祕訣呢？答案當然是有的，祕密就在我們的骨盆。

骨盆是由薦骨（日本人稱為仙骨）、腸骨、尾骨、坐骨組合而成，而仙骨位在骨盆中心，形狀就像一個陶笛。陶笛上方有很多手指按壓的小孔，而仙骨也有八個小孔，是中醫的穴道「八髎穴」，附近有許多重要的肌肉、血管、神經通過。

按摩八髎穴可以放鬆身心，具有促進荷爾蒙分泌、增加性慾的功能，大家平常可以試著用食指、中指的指腹，沿著仙骨上的凹洞，由上往下深深的按壓，會產生痠脹的快感，按壓時配合提肛運動，效果又更好。

當夫妻恩愛的時候，還可以利用男女體位的變換，互相用雙手刺激對方的「八髎穴」，我把他稱為「仙骨按摩法」。配合彼此的節奏，就好像在吹奏陶笛一樣，在一來一往之間提升情趣，讓「做功課」不再只是為了做人，還能享受魚水之歡喔！

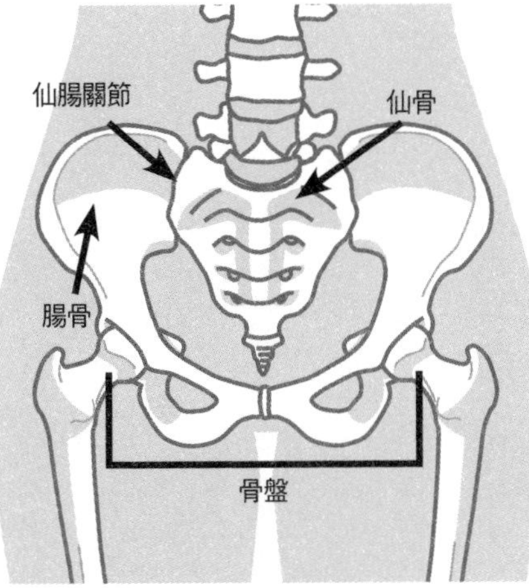

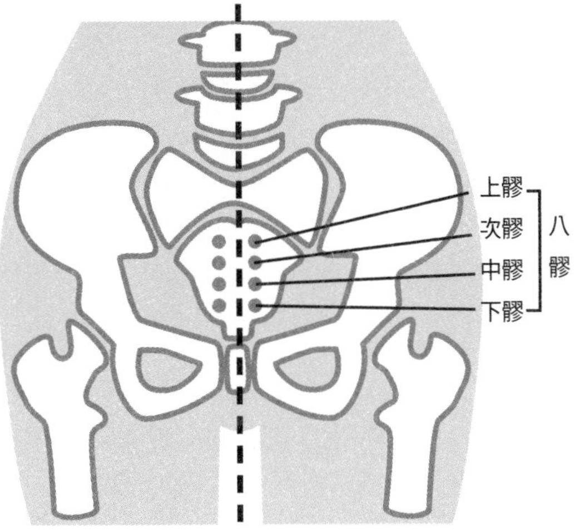

三　兩條線後，胖寶寶不胖媽咪

「哇，我要當媽咪了！」相信一直期盼寶寶到來的姊妹們，第一次看到驗孕棒出現兩條線時，肯定都是又驚又喜，笑得闔不攏嘴。接下來，姊妹們最關心的話題就是：該怎麼吃，才能只胖寶寶而不胖到自己呢？

孕期胖幾公斤才合理？

首先，我先跟姊妹們解釋一下，懷孕期間胖幾公斤才是合理的。由於每個人孕前的身材不同，懷孕後適合增加的體重範圍也不同，纖瘦的姊妹有比較大的增重空間，而體重本來就較重的姊妹，就不能胖得太多。

整體來說，整個孕期增加八至十二公斤即可，不必太多，因為如果噸

位過重，容易增加妊娠糖尿病的風險。

若要仔細計算，姊妹們可以根據自己的ＢＭＩ（身體質量指數）來決定。以下提供美國婦產科協會（ＡＣＯＧ）的建議增重量給大家參考（衛福部國健署也是採用ＡＣＯＧ的建議），胖得剛剛好，對寶寶和媽咪才好喔！

懷孕前的身體質量指數（ＢＭＩ）	建議增重量（公斤）
< 18.5	12.5－18
18.5－24.9	11.5－16
25.0－29.9	7－11.5
>=30.0	5－9

註：身體質量指數ＢＭＩ＝體重（公斤）／身高（公尺）平方

孕期的正確飲食

我遇過很多「愛子心切」的姊妹，懷孕以後就忙著準備雞精、魚油、葉酸、高蛋白等營養品，要替肚子裡的寶貝好好補一補，就怕營養不夠，影響寶寶的生長發育。

這時候，我都會告訴姊妹們，現代人大多不缺營養，反而可能營養過剩。**孕期飲食只要把握均衡、天然的原則**，並按照「蔬果：蛋白質：澱粉＝4：3：3」的黃金比例吃東西，並注意鈣質的補充，寶寶和媽咪就會很健康。

蔬果的部分，建議多吃高纖蔬果和深綠色蔬菜，尤其是葉菜類，像是地瓜葉、高麗菜、菠菜等，因為葉子含有豐富的能量與葉綠素，對媽咪和寶寶都是很棒的營養，高纖則能預防便祕。

蛋白質和澱粉的部分，現代人平常都已經攝取充足，甚至不小心吃得太多，懷孕期間適量補充即可。另外，提醒媽咪多以糙米、地瓜、南瓜、山藥等天然澱粉取代麵包、餅乾、蛋糕等精緻澱粉，比較健康。

烹調方式宜清淡，以蒸、煮、少鹽的料理為主，少用烘、焙、烤的方式。拿捏營養比例之外，我還要特別提醒媽咪，懷孕期間最重要的就是保暖，應避免寒冷的飲食，像是瓜類、白蘿蔔、生菜沙拉、生魚片、涼性水果等，因為這些食物容易造成腹部疼痛、宮縮、影響胎兒發育。

我常說，**「媽媽的後天就是寶寶的先天」**，孕媽咪應該多吃溫熱的飲食保養脾胃，這樣對寶寶的先天體質才有幫助。

另外，孕媽咪不要刻意吃甜食，嘴饞時可以吃加了紅棗和黑棗的紅豆紫米湯、白木耳蓮子湯（懷孕中期以後）、何首烏芝麻糊、八寶粥等養生甜品。

容易失眠或是觸碰乳房時會疼痛的媽咪，則要減少咖啡因的攝取量，包含茶、咖啡、可樂、巧克力等。

孕期的注意事項

中醫是「能量」的醫學，除了吃東西補充營養以外，體內還要有充足的能量，才能把營養轉化成身體可以利用的物質。因此，媽咪在懷孕期間，記得保持滿滿的正能量，幫助北鼻健康成長喔！

我常常和姊妹們分享，**媽咪和北鼻之間的能量會互相交流和影響**，這是生命非常奇妙的地方。所以，媽咪別忘了保持和寶寶之間的良性循環，對母子都有好處。

那麼，媽咪該如何增強正能量呢？保持愉悅心情、採用黃金比例的飲食都是好方法。

此外，提醒媽咪在**懷孕滿三個月之前不要宣揚喜訊**，以免影響自己的心情。養胎期間，不要去陌生、陰森、氣氛詭異的地方，也不要騎車以免發生事故或受到驚嚇，盡量搭乘汽車或大眾交通工具。

當然，保護好肚子是一定要的，千萬不要久蹲、搬重物、突然出力，以免影響北鼻。

萬一出現以下四個徵兆，恐怕有小產的危險，媽咪們要提高警覺，盡快求助醫師進行安胎。

(1) 不正常出血

大量出血，血色是鮮紅色。

(2) 腰痠

定點的腰痠，有刺痛感，或者痠痛感呈現放射狀。

(3) 腹瀉

沒有吃壞肚子卻一直拉肚子。

(4) 宮縮

子宮不正常收縮，出現類似經痛的感覺，伴隨子宮下墜感。

這裡跟媽咪們介紹一下，當有安胎需求的時候，西醫的方法是使用荷爾蒙（黃體素）維持子宮內膜的厚度以保住胎兒。中醫的安胎方式則是「養胎」，透過中藥來激發媽咪的能量，促使北鼻獲得充分的營養，進而成長茁壯，仰賴的是母體自身的力量！

等到孕期穩定的時後，媽咪可以適度運動，有助於胎兒發育，生產更加順利，建議媽咪選擇散步、體操、水中有氧等緩和的運動為主。

四　坐月子別亂吃，清淡就很補

辛苦懷胎十月，恭喜媽咪終於「卸貨」，生下健康、漂亮的小寶貝啦！產後媽咪一定要善待自己，在坐月子期間充分休息、調養身體。我常常說，**坐月子就像轉大人一樣，是體質再造的最好時機**，但也千萬不要補過頭，否則體力還沒恢復，反而先發胖呢！

為什麼要坐月子？

生產是一個失血又耗氣的過程，因此姊妹們產後容易有氣血不足、虛弱的情況。尤其在古代，媳婦地位較低下，平時需大量勞動，又沒有充足的營養，因此會在產後特別進補，以高脂肪、高蛋白、含酒精的飲食補充平日的消耗。

可是，由於氣候、飲食習慣的改變，現代女性的體質已經和古人不太一樣。加上現在的姊妹們常常營養過剩、不運動、生活壓力大，懷孕過程大多都是在休養，導致骨盆腔循環不好，而且產後子宮無力。

所以，我不建議媽咪一味地進補，反而會把坐月子的重點擺在惡露的排放乾不乾淨、筋骨有沒有力氣、產後身材能不能恢復。只要這三個部分調理得好，就能找回健康與窈窕！

坐月子的正確飲食

傳統上對於坐月子的印象就是「進補、進補、再進補」，臨床上遇到不少媽咪照三餐食用麻油雞、鱸魚湯、杜仲腰子等補品，補過頭的結果就是「肥胖、阻塞、變醜」，聽起來是不是很可怕？正確的坐月子飲食到底該怎麼吃呢？

首先，**媽咪應該等到惡露已經排乾淨或只剩下少量的時候，才可以開始進補**，以免過早抑制子宮收縮，導致惡露排不乾淨。

進補的飲食以清淡、好消化為主，產後第一週可以吃粥類、魚湯等，也要多吃溫性的蔬菜（高麗菜、地瓜葉、青江菜、洋蔥、胡蘿蔔、四季豆、碗豆等）。不需要天天大魚大肉，一樣營養又美味！

失血量較大的姊妹，可以多補充菠菜、蜜棗、紅菜、葡萄乾等高纖質食物來補血。

如果要吃高油脂、高蛋白、高熱量的食物，建議媽咪拿一支吸管插入湯中，飲用中段的湯汁精華即可，如此一來就能避免過多卡路里。假如進補以後口乾舌燥、睡得不好，就代表補過頭，該暫停一下囉！

另外，許多媽咪都很重視鈣質的補充，除了喝牛奶補鈣之外，海帶、紫菜、小魚乾等其他食物也是很好的鈣質來源。

兩餐之間，如果肚子餓的話，建議吃一些富含維生素B群的食物，如核桃、腰果、乾豆等。

還要提醒的是，媽咪一定要避免過量攝取冷飲、冰品、寒涼性蔬果（芹菜、白蘿蔔、水梨、西瓜、香瓜等），煮菜時不妨加入蔥、薑、蒜、九層塔或溫性食材一起調味，好吃又健康。

坐月子的保養守則

正確飲食之外，坐月子還有一些很重要的保養方法，媽咪們一定要注意喔！

(1) 惡露要排乾淨

產後六小時內可以按摩子宮幫助排出惡露，把握「輕按」和「原地揉壓」這兩個原則，一旦媽咪肚子痛就要停止，此時會有一陣惡露排出，等到肚子不痛時再繼續按摩，也可以熱敷腰部加速子宮收縮。

(2) 勿勞動或搬重物

產後身體虛弱，媽咪應避免勞動，尤其是抱嬰兒、搬重物、蹲著洗衣服等。哺乳時，可以用腰枕先墊住腰部，再由旁人抱起嬰兒靠近媽咪身邊餵乳。

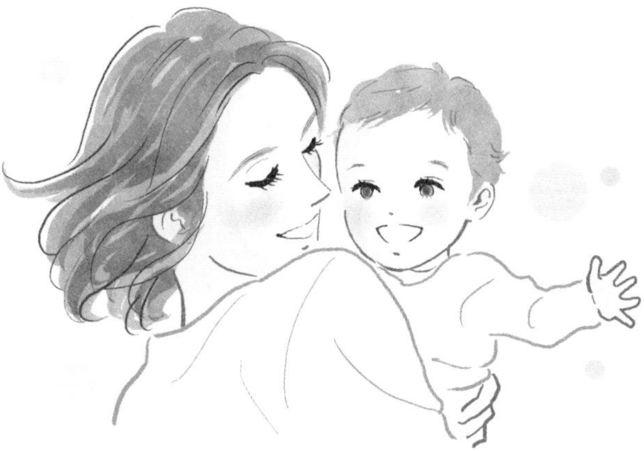

(3) 避免受寒生病

產後盡量待在家裡，可以適度走動、做體操，促進血液循環，但不建議外出，以免吹風受寒。假如一定要出門，千萬注意保暖，應穿著長袖、長褲，冬天加上帽子、圍巾、襪子。

洗頭、洗澡最好在中午，清洗時間越短越好，洗完要馬上在浴室裡吹乾，洗前可在浴室和房間內先打開電暖氣保暖。

第6章

中醫看診面面觀

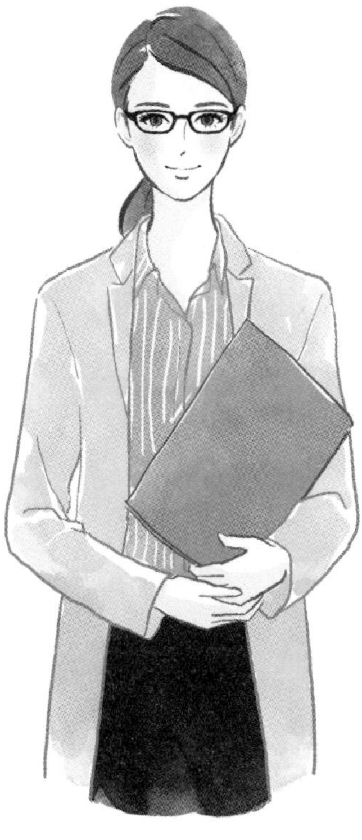

很多姊妹發現自己不孕的時候，都會先尋求西醫的治療，一段時間之後，如果沒有達到預期的效果，才會開始思考「是不是該去看看中醫？」不過，有些姊妹沒有接觸過中醫，總覺得中醫很神祕，「怎麼光靠把脈就能知道身體的狀況呢？」

其實，中醫看診不只是把脈，**基本流程包含「望、聞、問、切」四診**，都有各自的功用。一位專業的中醫師，是從患者走進診間的那一刻起就開始觀察，並且靈活運用四診，在短時間之內判斷出患者的健康狀況。這裡就先跟大家介紹中醫看病的流程，讓姊妹們更瞭解中醫是怎麼一回事。

一　中醫看診流程

望診

「望」就是看的意思，身體出問題的時候，外觀會出現一些表徵，所以有句話說「望而知之謂之神」，意思是透過望診就能瞭解患者的健康狀況，其實是很有道理的。

有經驗的中醫師，看見患者的臉部容貌、身材體型、言行舉止，就能大概知道他的健康程度。每次看診的時候，我都會觀察患者的皮膚膚質、光澤度、飽滿度，以及毛髮是否豐盈、臉上神情是否愉悅，心裡大概就有個底。

比如說，有些人看起來畏畏縮縮，常常是有心病；有些人走進診間，一副血脈賁張的模樣，肝經的健康可能就不太理想。有時候，和患者接觸以後產生的一些直覺，也可以納入參考，這些都是經驗的累積。

不過，我在和患者接觸的過程中，都是很自然的聊天、互動，不會讓大家感覺有壓力的喔！

聞診

這裡的「聞」包含聽覺和嗅覺的意思，中醫師會從患者講話的語氣、音調、用詞，甚至說話的邏輯、思路、應答狀況，以及呼吸、咳嗽等聲音方面，判斷患者的身體問題。另外，患者身上散發出的氣味，也是中醫師看診的參考項目之一。

問診

中醫師就像是一個偵探，不只從望診、聞診收集線索，還要透過「問診」問出醫師想知道的答案。

這時候，不光是問一句「哪裡不舒服？」還要能問出患者來看診的真正原因，直接「切中要害」，瞭解現在的疾病跟過去的事情有沒有關聯，還要考量是不是有什麼是患者沒有主動說出來，卻對疾病有影響的關鍵因素。這就像電影偵探辦案般，要和罪犯「鬥智」。

至於中醫師常問哪些問題呢？最基本的就是中醫的「十問」，古代典籍就有記載「一問寒熱二問汗，三問頭身四問便，五問飲食六問胸，七聾八渴俱當辨，九問舊病十問因」。

如果用現代的用語來說，就是以下的意思：

十問	具體問題
問寒熱	平時覺得身體很熱還是很冷？手腳冰冷嗎？
問汗	容易出汗嗎？會半夜盜汗嗎？會時常流汗不止嗎？
問疼痛	身體有哪裡痛的情況嗎？像如頭部、胸部、胃部、四肢等，是悶痛還是刺痛。
問睡眠	你的睡眠狀況如何？是否一覺到天亮？是否每天定時會醒來？如果會醒來，是幾點會醒？是否有多夢的情況？
問飲食	飲水多少？喜冷喜熱？食慾與食量？口中味覺是什麼？
問二便	問大便：你便祕嗎？每天有大便嗎？大便顏色是什麼？很臭還是無味？ 問小便：你的小便是什麼顏色？頻尿嗎？還是沒有尿意？平均一天幾次？
問舊病	之前得病是什麼原因？有吃過什麼藥？改善情況如何？
問體力	精神好嗎？早上起床時，是精神奕奕呢？還是無法起床呢？
女性問月經	月經是延後還是提前呢？痛不痛呢？生過小孩嗎？
男性問性功能	有沒有勃起不足或時間短的情況？

問診之後，中醫師對患者的病況，內心已經大概有數。仔細探究生病的原因，中醫把疾病的成因分成：內因、外因、不內外因三種，「內因」指的是情緒、心智方面的問題，主要是心理不健康。「外因」是外在的影響因素，像是四季、時序、天氣、溫度、濕度變化的影響。

「不內外因」是指意外、無法預期的因素，像是車禍、小產、墮胎等。有些姊妹不敢在老公面前說，細心的中醫師察覺之後，就會巧妙地安排「隔離偵訊」，讓姊妹們放心的道出原委，使治療更加精準、有效。

有趣的是，我遇過不少案例，在問診過程中發現，夫妻倆並沒有不孕症，遲遲沒有孩子的原因，其實是兩人感情不睦，根本沒有行房。像這類患者不好意思開口的難言之隱，就有賴經驗豐富的中醫師「循循善誘」，再幫助患者解決心理層面的問題，只要夫妻相處融洽，寶寶自然報到！

（有關夫妻相處的小祕訣，請見第177頁）

切診

切診指的是中醫師透過雙手，對患者進行特定部位的觸摸、按壓等動作，藉此察看身體狀態，一般人最熟悉的就是「把脈」。很多人覺得，按壓脈博就知道身體狀況，好像很神奇，其實道理很簡單。

當身體有問題的時候，自然會出現一些體徵，藉著「位、數、型、勢」的變化，反映在脈象上，透過中醫師的解讀，就能找出癥結。這就好像現代醫學的健康檢查，顯示某些檢查項目的數據不正常，進而發現血壓過高、膽固醇過高等問題一樣，把脈就是中醫的一種健康檢查。

有時候中醫師也會觸摸患者的腹部，進行「腹診」，可以檢視肚子的張力、疼痛的區域和皮膚的色澤來幫助確診。另外還有「觸診」，透過觸摸患者的雙手、小腿、身體的經絡區域，藉著反應區的變化來察看患者經絡和臟腑的健康狀況。

二　專業中醫師的素養

既然中醫可以配合西醫的生殖療程，彌補現代醫學的不足，我認為一位專業的中醫師不能只懂得中醫理論，更要同時具備以下三種素養：

具備現代醫學知識

有些中、西醫醫師互相排斥，猶如楚河漢界，但中醫和西醫其實各有優勢，不應該勢不兩立，反而應該互相配合，給予患者更好的治療。所以，中醫師也應該具備現代醫學的知識，才能從中醫的角度，發揮更好的輔助作用。

隨時吸收醫療資訊

醫學、科技都是日新月異，中醫師應該隨時吸收最新的中、西醫醫療資訊，瞭解最新的治療方式、研究進展，與時俱進，並不斷思考如何利用中醫的優勢加強西醫的效果。

掌握中醫醫學優勢

身為專業的中醫師，一定要掌握中醫理論的精隨，擅於體質的辨別與調理，提供不同於西醫的治療模式。另外，現代人的體質已經和古人不太一樣，中醫師也要懂得「古法新用」，靈活使用中醫技術，才能造福更多患者。

三　該去哪裡看中醫？

臺灣的中醫診所林立，很多醫院也設有中醫科門診，大家可以根據自己的需求來選擇。不過，記得挑選具有中醫師執照，並選用合格ＧＭＰ藥廠生產中藥的中醫師和院所，才能確保治療的安全與效果喔！

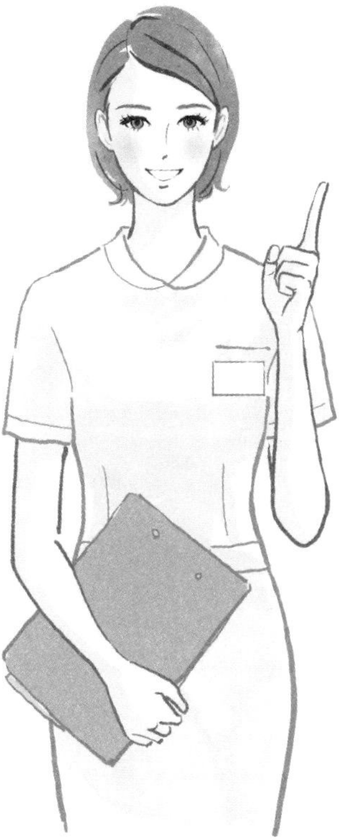

四 吃中藥的常見問題

中藥的形式

中藥的形式有很多，一般最常見的是藥粉和水煎中藥，另外還有丸劑、錠劑等等，每位中醫師使用的藥劑都不太一樣。

以我來說，依據不同的病症，會利用不同的處方立藥，針對不孕症或需要迅速改善生活品質的患者，都是以水煎藥搭配其他濃縮中藥，雙管齊下治療。

健保藥粉、自費水藥差在哪裡？

健保科學中藥是「濃縮免煎中藥粉」的別名，是臺灣現行健保制度下給付的中藥劑型。藥粉的形式方便口服、攜帶與保存，適合慢性和病情輕微的患者。

不過，對於急性和重病患者來說，服用科學中藥的效果就沒有「水煎中藥」（俗稱「水藥」）來得迅速、有效。由於健保沒有給付水煎中藥，因此費用較為昂貴，但水煎中藥有以下優勢：

(1) 處方靈活

古代醫家說：「用藥如用兵。」水煎中藥的處方設計，就像作戰時設立戰略一樣，有些善於攻擊，有些能抄捷徑、直攻病灶，甚至有些會像探子一樣回報戰況，這些在中藥的配伍學裡叫做「君、臣、佐、使」。水煎中藥就有這個特點，有利於中醫師依據患者病情的輕重而調整，藉此提升療效。

(2) 濃度較高

治療必須把握療效、時機，尤其在年齡、時間的緊迫壓力下，若能提供患者「量身訂做」的服務，才會更快見效。水煎中藥是藥材直接煎煮後所得的藥汁，濃度最精純，對急性、長期、嚴重頑固的病症調養效果最好。尤其是某些劑量高才有效果的藥材，若添加賦型劑製成藥粉後，在「病重藥輕」的狀況下，治療效果往往大打折扣。

(3) 吸收迅速

水煎中藥是液態，服用之後直接由腸胃道吸收，療效更加迅速、確實。另外，某些中藥極為珍貴，無法在大規模的加工、養殖之下量產，一般藥廠也較少製作珍貴藥材的藥粉。因此，水煎中藥的藥材選擇比較豐富，能增加使用稀有藥材的機會。

中、西藥物可以同時服用嗎？有副作用嗎？

針對部分婦科疾病和不孕症，中西醫合併治療會帶給患者「一加一大於二」的效果，所以只要是給專業的中醫師和西醫師治療，就不必擔心中藥和西藥衝突的問題。至於中藥和西藥的服用方式，建議中藥和西藥的服用時間至少間隔一小時，如果有特別的醫囑，則遵照醫師指示。

藥物副作用的部分，則要諮詢醫師和藥師，將過去的病史交代清楚，讓專業人士替您把關。

長期吃中藥會影響肝、腎健康嗎？

很多民眾擔心中藥含有重金屬等物質，長期服用會傷身。事實上，目前政府管制中藥材的進口，早已杜絕農藥與重金屬殘留的問題。

而我為了更加保障大家服藥的安全，不遺餘力與國內各個合格GMP中藥廠商接觸，舉凡藥材揀選與購入、藥材洗淨、鍋爐煎煮、浸膏賦型、裝罐和包裝等，都有嚴格的挑選，請大家放心！

另外，我也以祖傳治藥經驗，特別與合格GMP藥廠合作，進行藥材基源的鑑定，以最新的抗氧化技術保留藥性，確保患者服藥後的療效。

第7章

治療不孕症的常用方劑

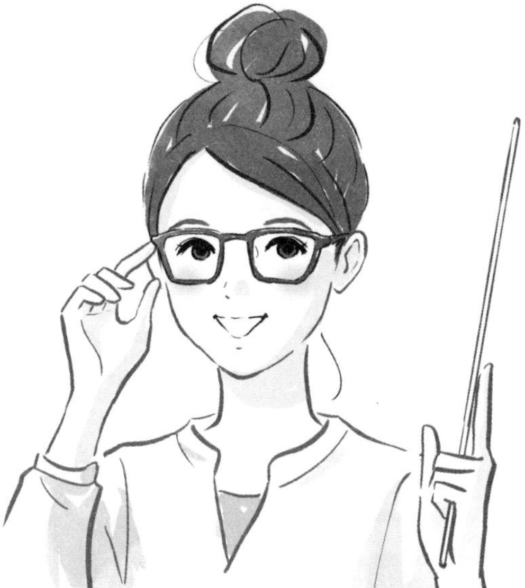

中藥方劑百百種，使用上非常靈活，我會根據每位患者的體質和症狀，給予適合的處方，每個星期回診時，如果狀況有變化，也會視情況調整用藥。

以下列舉十種常用於治療不孕症的方劑給大家參考，至於該如何應用才能幫助患者「藥到病除」，端看每位中醫師的功力了！

中醫的不傳之祕就在於診斷和劑量，所以大家若想治療不孕症，記得諮詢專業中醫師，千萬不要自己按照方子抓藥，否則容易耽誤調養的黃金時期，甚至調理不成，反而傷身喔！

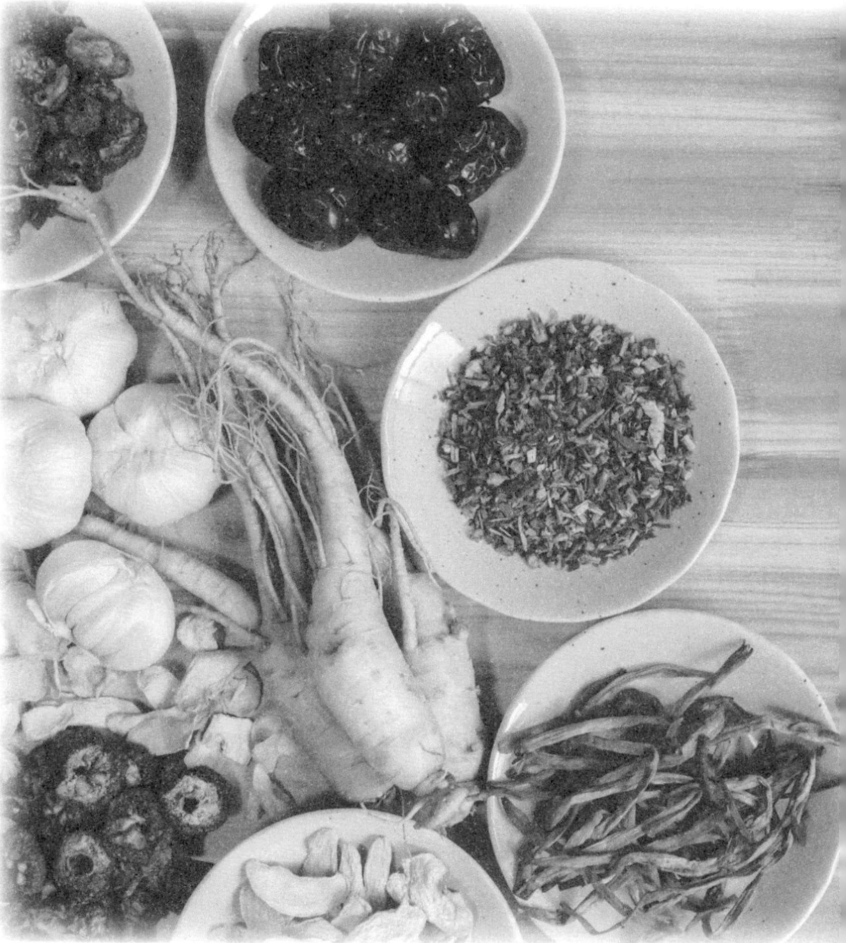

四逆散

「肝鬱氣滯」的基本方。平時容易精神抑鬱、煩躁不安、肩頸僵硬、頭痛胸悶、手腳冰冷。

＊適應症：

慢性肝炎、腸胃道潰瘍、月經不調、輸卵管阻塞、骨盆腔炎

＊藥材：

柴胡、甘草、枳實、芍藥

大柴胡湯

工作上緊張忙碌，容易便祕不暢、口苦咽乾、抑鬱寡歡、上腹部肌肉僵硬。

＊適應症：

胃炎、十二指腸潰瘍、便祕、肥胖、躁鬱症

＊藥材：

柴胡、黃芩、半夏、芍藥、枳實、大黃、生薑、大棗

小柴胡湯

平時食慾不振、胃腸虛弱、腹脹噯氣、胸脅悶痛、是恢復體力、消除疲勞的首選方。

＊適應症：

慢性肝炎、肝硬化、腎臟炎、婦人月經期感冒

＊藥材：

柴胡、黃芩、人參、炙甘草、半夏、生薑、大棗

溫經湯

身冷畏寒、肌膚乾燥、月經淋漓，是「血瘀」兼「陽虛」體質的合方。

＊**適應症**：

月經不調、不孕症、慢性骨盆腔炎

＊**藥材**：

吳茱萸、當歸、川芎、芍藥、人參、桂枝、生薑、牡丹皮、半夏、甘草、阿膠、麥冬

當歸四逆湯

手腳冰冷、局部青紫、腰腿疼痛、身倦無力，是「血虛」兼「陽虛」體質的代表方。

＊適應症：

月經淋漓、月經不調、經痛、腰痠、退化性關節炎

＊藥材：

當歸、白芍、桂枝、甘草、細辛、通草、大棗

加味逍遙散

睡眠障礙、更年期煩躁潮熱、月經不暢、身冷虛弱，常用來增加婦科功能及血液循環。

＊適應症：

慢性疲勞、憂鬱症、更年期症候群

＊藥材：

當歸、芍藥、柴胡、甘草、牡丹皮、茯苓、梔子、薄荷、白朮、煨薑

桂枝茯苓丸

月經異常、月經痛、更年期障礙、濕疹、皮膚炎、精神官能症，是「血瘀」症的常用方。

＊適應症：

經痛、月經不調、卵巢囊腫、子宮肌瘤、子宮內膜異位

＊藥材：

桂枝、茯苓、白芍、牡丹皮、桃仁

酸棗仁湯

身心疲憊、精神不安、睡眠障礙，是安定精神和神經系統的最佳方。

＊適應症：

神經衰弱、虛煩失眠、更年期症狀

＊藥材：

酸棗仁、茯苓、川芎、知母、甘草

當歸芍藥散

疲勞無力、白帶、月經不順、經來腹痛，也是「安胎」的首選方。

＊適應症：

耳鳴、貧血、月經障礙、更年期症狀、產前和產後諸症

＊藥材：

當歸、芍藥、川芎、茯苓、澤瀉、白朮

八味地黃丸

視力減退、流淚目澀、手腳冰冷、房事無力、腰痠背痛、夜尿多次，是中醫補充生命力，對抗老化的第一方。

＊適應症：

性欲衰退、陽痿、夜尿、腰痛、老化

＊藥材：

熟地黃、淮山、茯苓、牡丹皮、肉桂、山茱萸、澤瀉、炮附子

如何聯絡張若偉中醫醫療體系？

如果大家有體質上的不足，尤其是婦科、不孕症、減重、皮膚醫美方面，希望我們能協助改善的話，請就近前往以下任一院區，都可以找到張醫師和林醫師為大家服務喔！

張若偉中醫醫療體系

・忠孝院區

地址：臺北市大安區忠孝東路三段三〇五號十樓之三

電話：(02)2781-2718

營業時間：周一和周三 11:00～18:00，周二 12:00～20:00

・南西院區

地址：臺北市中山區南京西路一之一號三樓

電話：(02)2511-2227

營業時間：周一至周三09:00～17:00，周五09:00～20:00，周六11:00～17:00

另外，也歡迎上診所的官方網站、粉絲團和張醫師的部落格，瞭解更多中醫調理的知識和成功案例喔！

- 官方網站

張若偉中醫醫療體系 http://www.drhankclinic.com/

- Facebook 粉絲團

搜尋：張若偉中醫診所

- 部落格

張若偉中醫師婦科醫美調養日記 http://drhank.pixnet.net/blog

女神才知道的子宮逆齡術：張若偉醫師教妳快快瘦、月經順、養美肌、超好孕

作　　者／張若偉
採訪整理／Nellie Lin
美術編輯／孤獨船長工作室
責任編輯／許典春．簡心怡
企畫選書人／賈俊國

總 編 輯／賈俊國
副總編輯／蘇士尹
編　　輯／高懿萩
行銷企畫／張莉滎．廖可筠．蕭羽猜

發 行 人／何飛鵬
法律顧問／元禾法律事務所王子文律師
出　　版／布克文化出版事業部
臺北市中山區民生東路二段 141 號 8 樓
電話：(02)2500-7008 傳真：(02)2502-7676
Email：sbooker.service@cite.com.tw
發　　行／英屬蓋曼群島商家庭傳媒股份有限公司城邦分公司
臺北市中山區民生東路二段 141 號 2 樓
書虫客服服務專線：(02)2500-7718；2500-7719
24 小時傳真專線：(02)2500-1990；2500-1991
劃撥帳號：19863813；戶名：書虫股份有限公司
讀者服務信箱：service@readingclub.com.tw
香港發行所／城邦（香港）出版集團有限公司
香港灣仔駱克道 193 號東超商業中心 1 樓
電話：+852-2508-6231 傳真：+852-2578-9337
Email：hkcite@biznetvigator.com
馬新發行所／城邦（馬新）出版集團 Cité (M) Sdn. Bhd.
41, Jalan Radin Anum, Bandar Baru Sri Petaling,
57000 Kuala Lumpur, Malaysia
電話：+603-9057-8822 傳真：+603-9057-6622
Email：cite@cite.com.my
印　　刷／卡樂彩色製版印刷有限公司
初　　版／2019 年 5 月
售　　價／300 元
ＩＳＢＮ／978-957-9699-60-0

城邦讀書花園 www.cite.com.tw　布克文化 WWW.SBOOKER.COM.TW